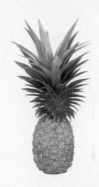

抗流感‧免疫力蔬果汁

一天一杯，
輕鬆改善體質、
抵抗疾病

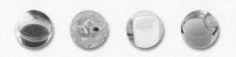

郭月英◎著
陳麗玲◎文字撰寫‧李家雄◎監製

朱雀文化

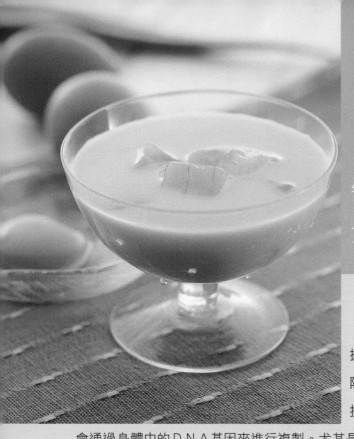

每天一杯蔬果汁、茶汁，全家輕鬆保健康！

　　現在的生活環境，不斷有各種傳染疾病發生擴展，造成國人極度的恐慌。其實，在空氣中常隱藏很多看不見的細菌與病毒，藉由人體呼吸或接觸而感染各種疾病。根據病毒專家指出：病毒會通過身體中的ＤＮＡ基因來進行複製。尤其是身體的抗體減少時，病原體更有機可乘。因此，建立良好的免疫系統，就成為個人健康的關鍵所在。

　　做好衛生管理、提升免疫力，是對抗病毒侵襲的不二法門。所以，衛生疾病管理單位，強力呼籲全民要有加強防疫的觀念，戴口罩、勤洗手、養成個人良好衛生習慣、避免出入人潮擁擠以及空氣不流通的公共場所。如果自身的健康防護網愈堅固、愈緊密，則被病毒入侵的機率就相對降低。

　　至於提升免疫力，更是個人要積極作為的保健工作。未雨綢繆，防範甚於治療，如果人體有較佳的免疫力，就可以擊退病毒。經歷91年至92間SARS（嚴重急性呼吸道症候群）全球性來勢洶洶的傳染病潮，造成許多死亡病例，令人聞「流感」而色變，以致98年另一波可能爆發大流行的「H1N1新流感」疫情，流感患者有增加的趨勢，已引發民眾焦慮不安，甚至萬分恐慌。

　　若要維持高抗病力的體能，就應該從日常生活中均衡攝取自然的維生素開始，以達到健康的

食療效果。本書是以《郭月英免疫力蔬果汁》為基本，除了原先設計的十大單元：改善體質、消除疲勞、紓解壓力、延緩老化、強身益壽、舒眠解壓、健胃整腸、預防傷風感冒、防骨質疏鬆、抗病防癌等，共100道蔬果汁之外，**再針對近幾年來SARS、H1N1新流感的流行，特別增加「抗流感、提升免疫力」特集，共20道居家即可DIY的蔬果汁、茶汁，新出版《抗流感‧免疫力蔬果汁》。**

　　新增加的這20道蔬果汁、茶汁的材料，綜合了果菜及有防疫效果的中藥材，如：能清熱消炎的金銀花，止咳化痰、預防哮喘的金桔，擅長保健呼吸系統的黃耆，促發汗解熱的防風，散寒解熱、清新爽神的桔梗，能消炎抗菌的連翹，有清利頭目效果的薄荷等等，都能達成調理體質‧增進抗菌力、提升免疫功能的目的，讓抗流感的作用升級，為可能發生的流感流行潮，做妥萬全的身體保健防禦工作。

　　只要每天飲用200至500c.c.的健康蔬果汁、茶汁，當病菌入侵時，就能達到自我修補能力，輕鬆強化免疫系統的功能，才是正確養生之道的不二法門。居家防疫、提升免疫力，就從每天一杯蔬果汁、茶汁出發！

郭月英

Contents

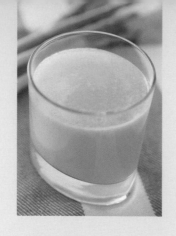

活力 · 營養 · 健康 · 美味 ·
百分百天然蔬果汁

你應該知道
激發免疫力的5個方向

　　人類的天敵就是病毒，而防堵病毒的基本防線就是「免疫力」。

一般而言，「免疫力」是隨著個人的年齡、飲食、内分泌、健康條件及個人居家衛生習慣而有所差異，若有缺口時，會導致疾病的感染，甚至賠上寶貴生命。想要提昇、激發免疫力，基本上有五大方向要同步進行：

1. **開朗積極的人生觀**：首先要擁抱開朗的心態經營工作與生命，避免消極、憂鬱，才能有效地排除壓力、減輕緊張。

2. **健康規律的生活型態**：可防堵不良細胞的活動，減低罹病的誘因，包括不抽菸、酗酒，並維持充份睡眠與休閒。

3. **常定量的運動習慣**：可增進心肺功能、強化肌力，增加免疫細胞的數目，增強身體對病菌的抵抗力，使免疫系統茁壯起來。

4. **營養均衡的飲食原則**：注意攝取蛋白質、維生素A、C、E、β 胡蘿蔔素、B群、鐵、鋅、硒等營養物質能強化免疫力。過量的油脂、酒精、咖啡因、油炸物等會降低免疫機能。

5. **優質的人體環境**：注重個人及環境的衛生條件，使病菌無法長驅直入破壞健康，一旦進入人體，也會因抵抗力強而降低感染的嚴重性，能較快速恢復健康。

提昇抗病力的10個原則

對危機四伏的病毒與細菌，我們每天的生活要遵守十項原則，自能提高抗病能力，激發免疫力：

1.充分睡眠：根據醫學統計，每天5～6小時的熟睡，可以煥發精神、削弱感染源。

2.恆律運動：每天至少運動20～30分鐘，一定要流汗，才能達到效果，可提昇「免疫力」。

3.均衡攝食：避免偏食或不定時用餐，多攝取綠色蔬果、深海魚油等，可提昇干擾素和免疫細胞的數目與活力。

4.保持愉悦心情：要瞭解憂鬱苦惱不能解決困難，也會令身心陷入困境，降低「免疫力」，養生學家建議，每天要大笑三聲。

5.不要濫用抗生素和補養品：濫用抗生素會破壞免疫系統；過度和不當的補養，反會增加生理機能的負擔，影響抗病力。

6.維持良好家庭關係：家人間的親情是激發身體潛能的要素，家庭和樂，有益身心正常發展。

7.建立和諧人際關係：良好的社交關係和人際交往能提昇對抗壓力、消除緊張的能力，並增加個人對環境的適應力。

8.多參與社交活動：可提昇人文素養，刺激健康的生理反應，增加對抗感染與抗癌變的抗體。

9.安排休閒和旅遊：身心常處於備戰狀態，終有彈性疲乏之日，定期休閒、旅遊能減輕壓力、激發創意、增進「免疫力」。

10.其他：多一點幽默感，常喝雞煲湯，自製各式各樣的蔬果汁，吃些人參補品，都能提昇自身對抗各種病症的「免疫力」。

相信上述的方向與原則都是有利於提昇免疫力，但最重要的是要落實與執行，結合行動與心志，則可免於擔心病毒感染的恐懼。

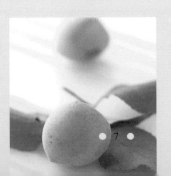

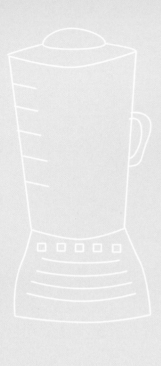

⊙綠花椰柳橙汁　　⊙紫蘇蘋果金桔汁　　⊙芹菜胡蘿蔔汁　　⊙胡蘿蔔蘋果汁

⊙酪梨牛奶汁　　⊙酪梨蘋果汁　　⊙紫蒿荳芭樂汁　　⊙黃瓜甜椒汁

⊙黑糖薑汁　　⊙薑醋汁

改善體質
增強抵抗力

Good Body for You

人的體質因先天遺傳因子或後天成長條件的差異，而有強弱、虛寒、冷熱等不同性質，虛弱者容易受自身或外在因素影響而罹患病變，所以增強免疫系統功能，提昇抗病能力是改善體質，防範病變的必要工作。

除了加強運動、調整生活步調以增強抵抗力，應攝取適量的維生素和礦物質，以保持免疫系統正常功能，讓身體免受病菌感染。維生素A、C、E、β胡蘿蔔素、B群及鋅等，都可提高免疫力，增強抵抗力。

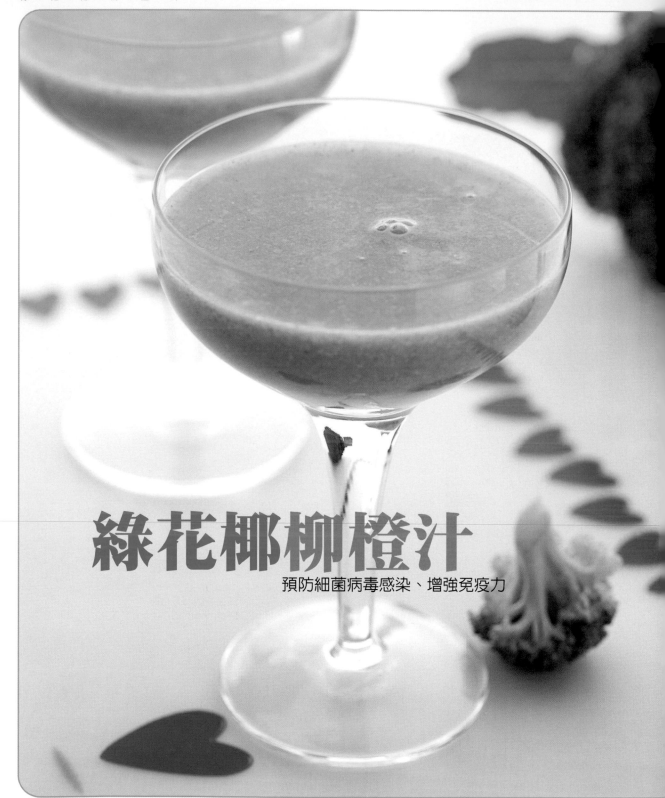

PART 1

綠花椰柳橙汁

預防細菌病毒感染、增強免疫力

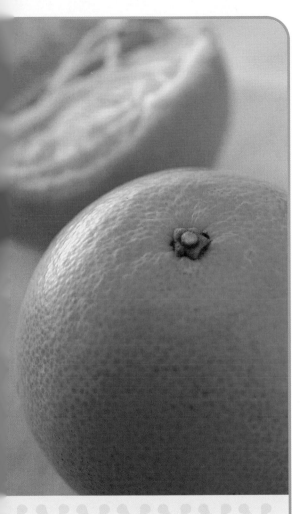

材料

柳橙3個、綠花椰菜50克、鹽1克

做法

1. 柳橙洗淨,橫切成兩半,搾汁。
2. 花椰菜切小朵,撕去梗子之硬皮,入熱水中略燙一下。
3. 將柳丁汁、花椰菜、鹽放入果汁機攪打約30秒即可飲用。

改善體質 看這裡

● 常喝此道蔬果汁能維護皮膚、頭髮健康,抗氧化基活動、抗老防衰、去除老人斑、抗痘疹、養顏美容效果佳。

● 能緩和肌膚緊張,防早生細紋,維持皮膚光澤與彈性,也能消弭精神緊張,減輕壓力。

蔬果IQ

● **柳橙、花椰菜**富含維生素A和C,可預防病毒和細菌感染,強化免疫系統功能,並有抗癌作用及降低接受放射線治療的損害。

防止夜盲症和視力減退,對降低膽固醇、預防血栓、壞血病、減弱過敏現象也有一定效果。

誰該喝照過來

● 一般人皆適合,常熬夜、抽菸、緊張壓力大、接受放射線治療及銀髮族尤其適合,但柳橙、綠花椰菜含鉀質多,腎功能障礙或接受洗腎者不宜。

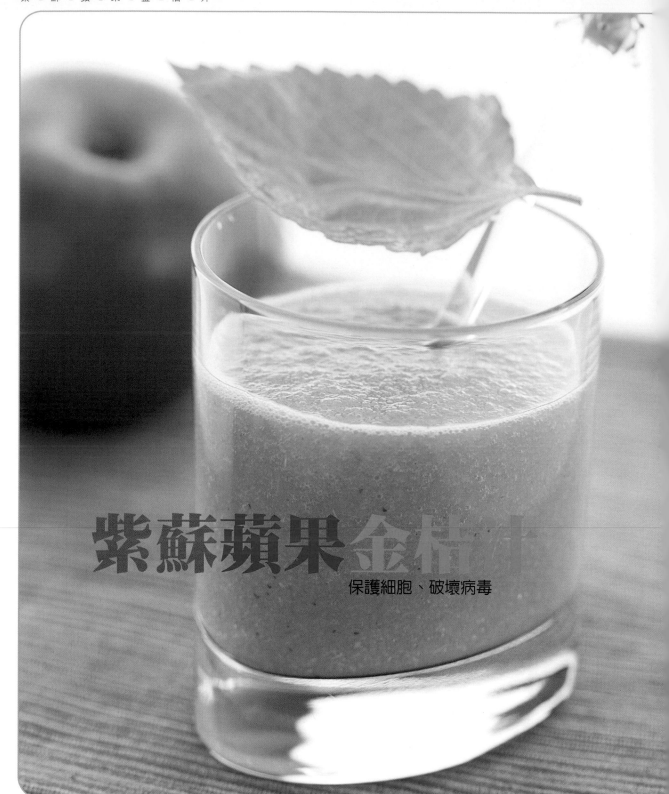

紫蘇蘋果金桔汁

保護細胞、破壞病毒

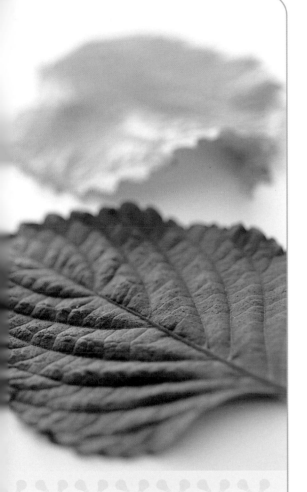

紫蘇葉1片、蘋果60克、金桔2個、蜂蜜1小匙、冷開水200c.c.

做法

1. 蘋果洗淨，削皮去籽，切小塊。
2. 紫蘇葉洗淨，切細，金桔洗淨，擠汁。
3. 將蘋果、紫蘇放入果汁機加水攪打，倒出果汁加桔汁、蜂蜜拌勻即可飲用。

蔬果IQ

- **紫蘇**含揮發油，能刺激汗腺分泌、發汗解熱、緩和慢性氣管炎症，改善咳嗽、氣喘。
- **金桔**含有維生素C和P，維護血管功能、開胃助消化，並刺激身體製造干擾素，保護細胞、破壞病毒，加強抵抗力的防護功能。

改善體質
看這裡

- 經常感冒或呼吸道過敏的人，常喝此道飲品，能預防濾過性病毒和細菌感染，增強抗病力；同時能健胃整腸，調節排便習慣，避免便秘或腹瀉。

誰該喝照過來

- 一般人皆適合，呼吸系統敏感虛弱、腸胃功能失調者，尤其適宜；在流感病毒肆虐之際可增加飲用量；也可搭配減肥食譜進行塑身計畫。

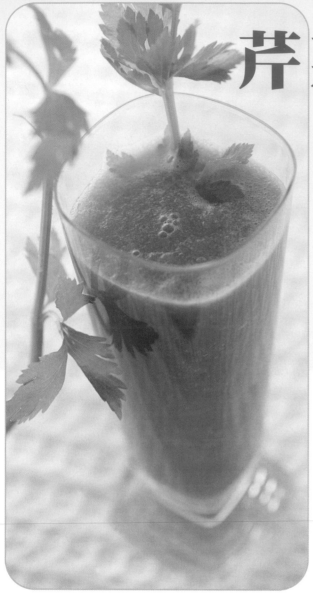

芹菜胡蘿蔔汁

降血壓血脂、防治眼疾保護視力

材料

芹菜100克、胡蘿蔔50克、蜂蜜2小匙、冷開水200c.c.

做法

1. 芹菜去根鬚不去葉，洗淨切段。
2. 胡蘿蔔洗淨，削皮，切細塊。
3. 將芹菜、胡蘿蔔放入果汁機，加水攪打約30秒。
4. 倒出蔬果汁，加蜂蜜拌勻即可飲用。

改善體質看這裡

● 多喝可促使體內廢物快速排出體外，避免油脂堆積減輕體重、維護皮膚黯斑沉著。

● 芹菜、胡蘿蔔能保護上皮組織，維持皮膚及黏膜健康，亦可明眸皓齒。

蔬果IQ

● **芹菜**低卡高纖，促排泄能瘦身，富含維生素P，能增強微血管抗壓性，穩定地降血壓血脂，改善頭暈目眩，預防心、血管病發。

● **胡蘿蔔**富含維生素A和β胡蘿蔔素，不但可防治眼疾、維護視力，促進神經發育，能抗癌、減少心臟疾病，助免疫系統功能正常。

誰該喝照過來

● 體弱常腹瀉者不宜多飲；因這道蔬果汁性質偏涼，雖有降血壓功效，但含鈉不低，高血壓患者不可過量。

胡蘿蔔蘋果汁

維持上皮組織及黏膜細胞健康

🍅 材料

胡蘿蔔50克、蘋果50克、蜂蜜2小匙、冷開水200c.c.

🥤 做法

1. 胡蘿蔔洗淨削皮，切塊。
2. 蘋果洗淨削皮，切塊，去籽。
3. 將胡蘿蔔、蘋果放入果汁機加水攪打約30秒。
4. 倒出蔬果汁，加蜂蜜拌勻即可飲用。

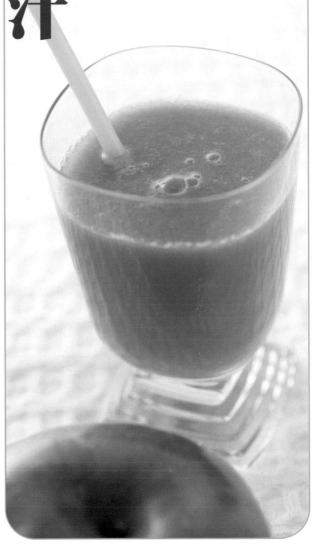

改善體質看這裡

● 常喝可以充份攝取維生素A，改善過敏性體質及眼睛疲勞、視力減退，預防皮膚乾裂、長痘疹，且能防癌抗腫瘤。

誰該喝照過來

● 一般人都適合，更適合容易感冒、眼睛發癢、見光流淚的人。
● 在換季時皮膚易過敏乾燥，在這段時間可增加飲用。

蔬果IQ 💡

● **胡蘿蔔**富含維生素A和β胡蘿蔔素。並且維生素A有「抗感染維生素」的美喻，是維持上皮組織及黏膜細胞健康不可缺的營養素，上皮和黏膜細胞是阻絕病原體入侵的第一道防線，多飲用胡蘿蔔類飲品，能調節免疫功能，抑制腫瘤生長。

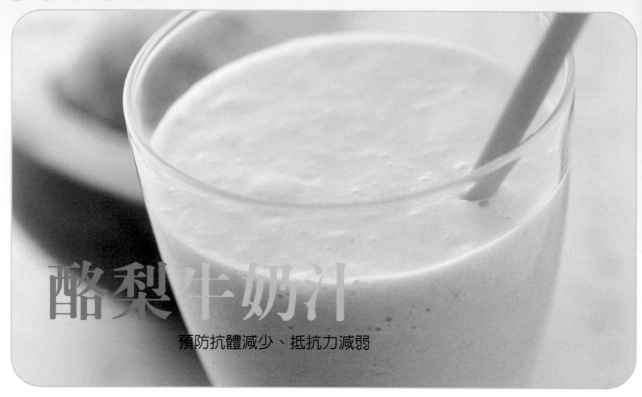

酪梨牛奶汁

預防抗體減少、抵抗力減弱

材料

酪梨50克、鮮奶200c.c.

做法

1. 酪梨洗淨削皮,切小塊。
2. 將酪梨放入果汁機,加鮮奶攪打均勻即可飲用。

蔬果IQ

● **酪梨**含多量葉酸能增進皮膚健康,預防口腔內潰瘍,並增進食慾、提振體力,如果體內葉酸不足,抗體會減少,抵抗力將減弱。

● **酪梨**富含維生素F,即不飽和脂肪酸,可預防膽固醇堆積,幫助腺體作用,且防老化的維生素A和E也很豐富能維持體力。

改善體質看這裡

● 常喝酪梨牛奶汁能提昇睡眠品質,並使細胞充份吸收鈣質、蛋白質,改善營養失調、發育不良。

● 此飲品可協助燃燒飽和脂肪酸,避免脂肪堆積,造成免疫功能低落。

誰該喝照過來

● 一般人皆可,特別是發育中男女、銀髮族、喜歡吃碳水化合物的人都可常飲用。但酪梨的熱量非常高,減瘦者不宜過量。

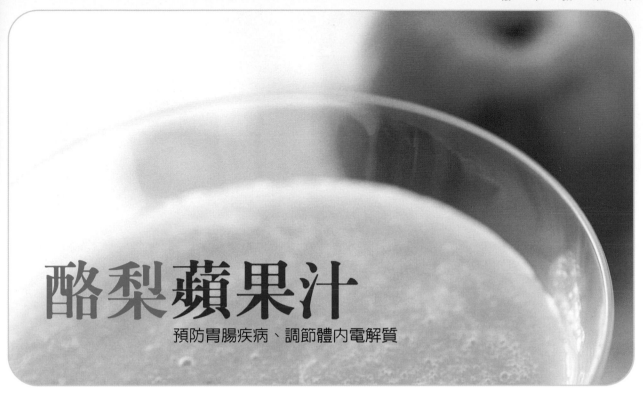

酪梨蘋果汁

預防胃腸疾病、調節體內電解質

材料

酪梨、蘋果各50克、冷開水200c.c.、蜂蜜1小匙

做法

1. 酪梨洗淨削皮,蘋果洗淨削皮去籽,切小塊。
2. 將酪梨、蘋果放入果汁機,加水攪打均勻。
3. 倒入容器內,加蜂蜜拌勻即可飲用。

蔬果IQ

- **蘋果**含蘋果酸、枸櫞酸、酒石酸等有機酸,甘甜清爽,能開胃悅心,消除腸胃飽氣。
- **蘋果**含有果膠是一種水浴性纖維,有整腸作用,腹瀉時能保護腸壁,便秘時能軟便,且能吸收腸內膽固醇,又能平衡血液中鈉質,服利尿劑時,多吃蘋果能調節電解質平衡。

改善體質看這裡

● 酪梨蘋果汁不寒身,病後食用能加速體力恢復;經常腹瀉或便秘者,可藉此品健胃整腸,改善腸胃功能,對預防腸胃其他疾病也有效;還可防止細紋、皮膚乾燥和肝斑。

誰該喝照過來

● 腸胃不佳、體質虛弱,以及服用利尿劑的人,常喝此飲品能補充營養、平衡電解質;宿醉者喝一杯即能醒酒、止渴。

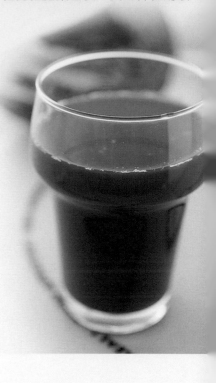

紫萵苣芭樂汁
維持細胞緊密度、安定神經助眠

材料

紫萵苣20克、軟芭樂100克、檸檬汁1小匙、蜂蜜1小匙、冷開水150c.c.

做法

1. 紫萵苣洗淨，剝小片，芭樂洗淨，切小塊。
2. 將紫萵苣、芭樂放入果汁機，加水攪打，倒出並過濾。
3. 加入檸檬汁、蜂蜜拌勻即可飲用。

蔬果IQ

- **紫萵苣**味微苦有鎮靜安神作用，熱量很低，富含鈣鐵質、β胡蘿蔔素、維生素C、葉酸等，具增生乳汁、豐胸等作用。
- **芭樂**富含維生素C，有助維持細胞緊密性，減輕感冒症狀，預防壞血病。

改善體質看這裡
- 多喝可改善燥熱、維持肌膚光滑柔嫩，並提昇睡眠品質，預防高血壓、糖尿病、淨化血液皆有幫助。

誰該喝照過來
- 一般人都適合，體型胖、皮膚黯濁粗糙、失眠、脾氣急躁者可多飲用；懷孕或準備懷孕的婦女可常飲用。

黃瓜甜椒汁
中和自由基、提昇抗病力

材料

大黃瓜100克、紅甜椒20克、冷開水150c.c.、蜂蜜1小匙

做法

1. 大黃瓜削皮去籽，洗淨切塊，甜椒去籽，洗淨切塊。
2. 將黃瓜、甜椒放入果汁機，加水攪打均勻。
3. 倒出蔬果汁，加蜂蜜拌勻即可飲用。

蔬果IQ

- **大黃瓜**含胺基酸、維生素C及β胡蘿蔔素等，促細胞再生及體內的新陳代謝，能減輕眼睛疲勞、過敏。
- **甜椒**富含維生素C，對皮膚、韌帶、骨骼的健康極為重要，能產生抗癌，提昇抗病力。

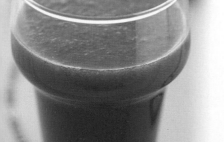

改善體質看這裡
- 常喝飲能利尿清水腫、消除疲勞、清熱解毒，並能減輕煩躁鬱悶，調節敏感性肌膚對過敏原的適應力。

誰該喝照過來
- 一般人皆宜，尤其對不耐熱，常曝曬者夏天可多飲用。但黃瓜甜椒汁偏涼，大病初癒、腸胃炎患者不宜。

黑糖薑汁
解毒抗菌、增進抵抗力

材料

黑糖20克、薑20克、熱開水200c.c.

做法

1. 薑洗淨,磨成薑泥。
2. 黑糖放入杯內,以熱開水沖泡。
3. 加薑泥攪拌均勻即可飲用。

蔬果IQ

- **薑**含薑辣素,有很強的解毒抗菌、除臭效果,能防治感冒,增進抵抗力。
- **薑**含有薑油酮等物質,能清神醒腦、溫暖身體、促進發汗,並輕度刺激消化道及胃液分泌,幫助脂肪消化與增進食慾。

改善體質看這裡

- 黑糖薑汁能祛寒暖身、排汗治傷風感冒,改善四肢冰冷;還可止生理痛,提昇禦寒能力。

誰該喝照過來

- 畏寒、四肢冰冷、發育少女而口唇鼻周圍發青發白者最適合,但口臭嚴重、痘疹膿腫、體溫高者不適宜。

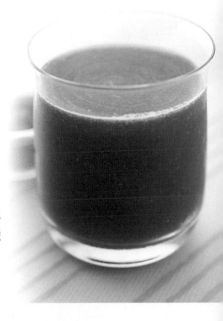

薑醋汁
抗菌殺菌、紓解壓力、消除疲勞

材料

薑20克、糯米醋10c.c.、蜂蜜2小匙、冷開水200c.c.

做法

1. 薑洗淨,磨成薑泥。
2. 糯米醋加水稀釋。
3. 加入薑泥、蜂蜜攪拌均勻即可飲用。

蔬果IQ

- **醋**的主要成份是醋酸,可消除疲勞、減輕肌肉痠痛,能促進新陳代謝,刺激胃液分泌以加速消化蛋白質,改善食慾不振,預防油脂堆積體內;對調節血壓、緩和關節疼痛、肩膀痠痛也有不錯的效果。

改善體質看這裡

- 常喝薑醋汁可促進新陳代謝、幫助血液循環、振奮精神,改善手腳冰冷乏力、容易疲憊、嗜睡的現象。

誰該喝照過來

- 喜歡吃油膩的人可多喝薑醋汁,吃完腥味濃重者可除口臭;平時喝可增進抵抗力,但不要在空腹時飲用。

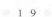

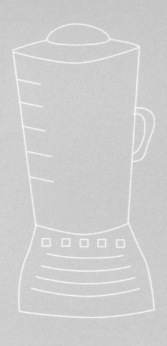

⊙南瓜牛奶汁　　⊙蘆薈蛋蜜汁　　⊙檸檬蛋蜜汁　　⊙芒果牛奶汁
⊙紫蘇蘋果芝麻汁　⊙柳橙綜合果汁　⊙山藥蓮藕汁　　⊙紫蘇烏梅汁
⊙桂圓薑汁　　　　⊙蘿蔔嬰柳橙汁

消除疲勞
恢復體力

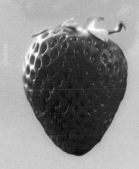

Good Body for You

　　無論是精神性或是肉體方面的疲勞，都會令人深感乏力、體力不濟，除了要有充份的休息、適當的娛樂，及開朗的心情之外，從飲食著手，更能裡外兼顧，從根本調理。

　　肉體疲勞常因乳酸堆積過剩、肌力不足，多吃蔬果能平衡乳酸；尤其是偏重肉食者，如維生素 E 能增加耐久力、促進循環，有利廢物排出，並提供優質的血氧，促進體力快速恢復精神疲勞，應多攝取維生素 C，可緩和緊張，以及有精神性維生素之稱的 B_1，能維持良好精神狀態。

　　攝取含碳水化合物、醣類之蔬果亦能適時補充體能、袪除疲勞。

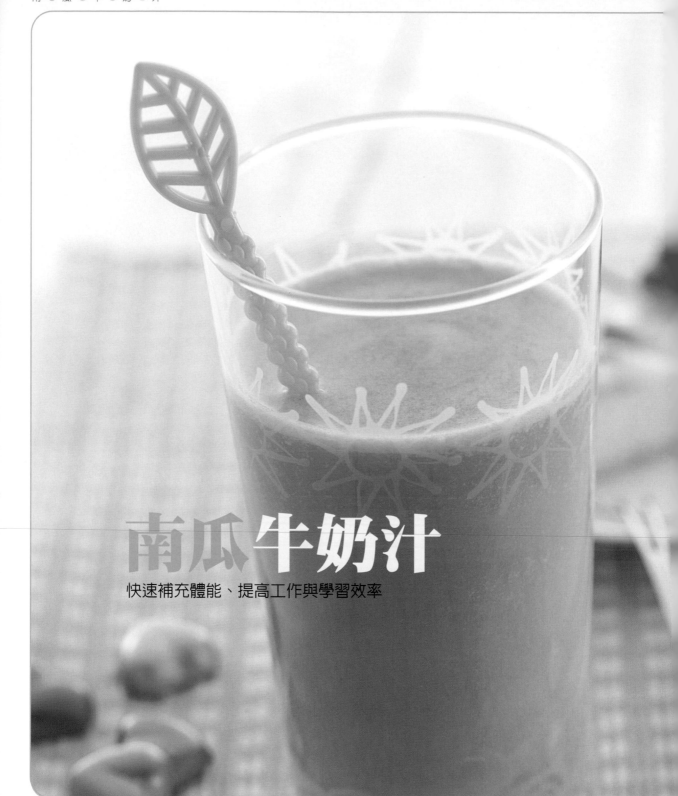

南瓜牛奶汁

快速補充體能、提高工作與學習效率

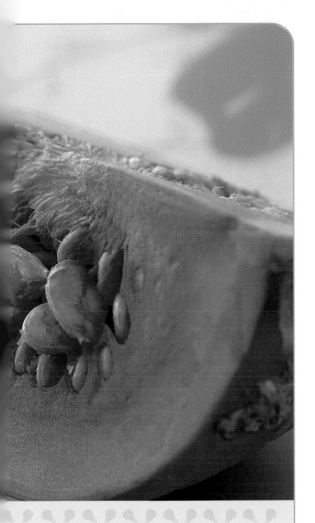

材料

南瓜150克、鮮奶50c.c.、冷開水150c.c.、果糖20克

做法

1. 南瓜洗淨去籽，去皮，切塊加水煮熟待涼。
2. 將南瓜與汁、鮮奶和果糖放入果汁機，攪打均勻即可飲用。

消除疲勞
看這裡

● 多喝南瓜牛奶汁能快速補充碳水化合物，提昇血糖值以消除疲勞、恢復體力，並能清醒腦智，增加工作效力與學習效果。

● 南瓜牛奶汁營養豐富，不易引發食物過敏，且易消化吸收，是嬰兒很好的斷奶食品，及銀髮族養生食療補助飲品。

蔬果IQ

● **南瓜**含豐富碳水化合物和膳食纖維，能產生飽足感，提供人體所需熱量，快速補充體能。

● **南瓜**富含β胡蘿蔔素、維生素E及多種礦物質，能增強抵抗力、防止自由基對人體的損害，預防早衰、成人病、癌症，並能調節血糖、幫助肝細胞再生。

誰該喝照過來

● 一般人都適合喝南瓜牛奶汁，嬰幼兒可不加果糖，飲用原味，糖尿病患者可以用代糖取代果糖。

蘆薈蛋蜜汁

消除體熱煩躁、四肢怠惰

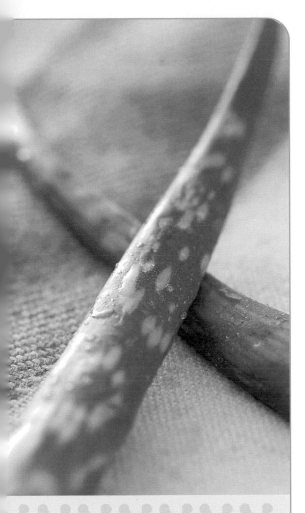

🍅 材料

蘆薈15克、蛋黃1個、蜂蜜1小匙、冷開水150c.c.

🥤 做法

1. 蘆薈洗淨，削去邊刺和皮，只留葉肉，切約1.5公分方塊。
2. 將蛋黃放入果汁機，加水和蜂蜜攪打均勻。
3. 將蛋蜜汁倒出，加入蘆薈即可飲用。

消除疲勞
看這裡

● 蘆薈蛋蜜汁能促進排泄、減輕負擔、紓解煩惱、消除便秘腹脹，進而穩定情緒、靈活四肢。

● 喝蘆薈蛋蜜汁還能提高細胞活力，緩和肌膚疲憊鬆弛，減慢其老化生紋的速度，美容效果不錯。

蔬果IQ

● **蘆薈**含大黃素甙，性味苦寒，是一種自然瀉藥，擅長清肝胃火氣，消除便秘，改善體熱煩躁、口臭、失眠、脾氣急躁、頭暈頭痛、四肢怠惰。

● **蛋黃**含豐富卵磷脂，是構成細胞膜和神經組織的基本成份，可協助處理肝臟的脂肪和修補神經損害。

誰該喝照過來

● 適合肥胖、便秘、痔瘡、痘疹膿腫者飲用，因蘆薈通腸且性冷，有習慣性腹瀉、體虛瘦弱、手腳常冰冷、過冷及胃痛的人不適合。

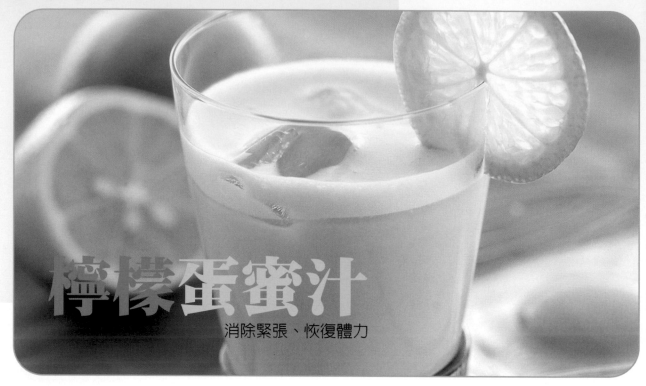

檸檬蛋蜜汁

消除緊張、恢復體力

材料

檸檬汁5c.c.、蛋黃1個、蜂蜜2小匙、冷開水200c.c.

做法

1. 蛋黃放入果汁機，加水攪拌均勻。
2. 加入檸檬汁、蜂蜜拌勻，酌加冰塊即可飲用。

蔬果IQ

● **檸檬**含有黃酮甙，能殺菌抗癌、防止早衰老化；
還含檸檬酸、蘋果酸、奎寧酸等多種有機酸，可
消除緊張、恢復體力；另含有大量維生素C及多
種礦物質，能活化生理作用、強化血管、增強抵
抗力。
● **檸檬**是美容聖品，可防止及消除皮膚色素沉澱，
能潤滑肌膚、美白養顏、瘦身減肥。

消除疲勞看這裡

● 常喝檸檬蛋蜜汁能清神醒腦、
祛除疲勞，尤其當壓力大、緊張、
焦躁時或菸癮大時，人體會消耗大量
能量及維生素C，適時飲用，能消弭
緊張壓力、展現活力，也能進行體
內環保、美化肌膚。

誰該喝照過來

● 男女老少都適合，長期
腦力體力透支者，以及流感盛
行季節可多喝，但胃酸過
多、胃腸潰瘍者不宜。

芒果牛奶汁

調節四肢無力、體力不濟

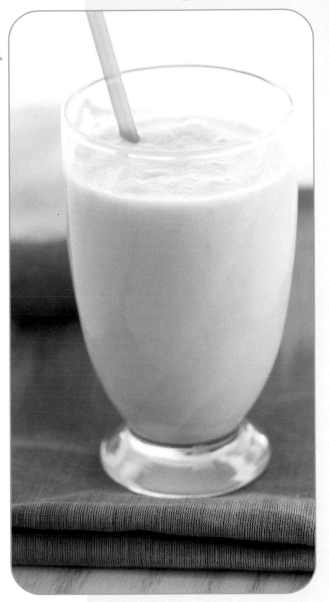

材料

芒果100克、鮮奶200c.c.、冰塊適量

做法

1. 芒果洗淨削皮，切小塊。
2. 將芒果、冰塊放入果汁機，倒入鮮奶攪打約30秒，即可飲用。

消除疲勞看這裡

● 喝芒果牛奶汁能適時補充醣質，使體能較快速回復健康水平，調節四肢無力、體力不濟，而且也能令人神采奕奕。

誰該喝照過來

● 無皮膚疾病的人都可喝，耗費體力者、電腦族群、發育中及需花眼力的從業人員，都適合多飲用，但病中及病後則不宜。

蔬果IQ

● 芒果對補充維生素A很有幫助，能促進生長、保護眼睛健康；且含粗纖維和膳食纖維，能促進腸子蠕動，預防便秘，促進體內廢物快速排出。
● 芒果味美但性質較易引發過敏，如有過敏性皮膚、異位性皮膚炎、蕁麻疹、青春痘發炎者，建議少食用芒果，在病中及病後療養期亦不宜。

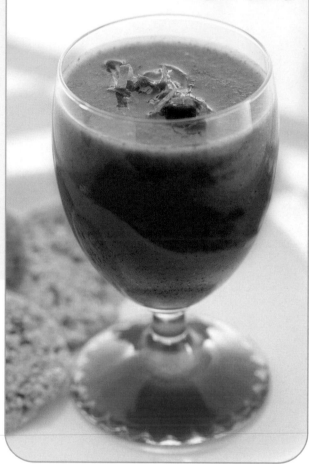

紫蘇蘋果芝麻汁

快速消除疲勞、紓解壓力

材料

紫蘇葉1片、蘋果100克、黑芝麻粉5克、冷開水
200c.c.、蜂蜜1小匙

做法

1. 蘋果洗淨,削皮去籽,切小塊。紫蘇葉洗淨拭
   乾,切細。
2. 將蘋果、紫蘇葉和黑芝麻粉放入果汁機,加水攪
   打約30秒。
3. 加入蜂蜜拌勻即可飲用。

消除疲勞看這裡

● 多喝紫蘇蘋果芝麻汁,可強身祛
病,改善氣衰髮白、便秘或腹瀉;並
調理頭暈目眩、腰痠腳軟、抵抗力
弱的現象。

蔬果IQ

● 芝麻有黑、白、黃三種,成份大致相同,養生食療
入菜入藥以黑芝麻居多。芝麻含多量鈣、鐵、磷,
能預防貧血、骨質疏鬆;含多種胺基酸,能提高身
心靈敏度及活力;富含維生素B群、E,能快速消除
疲勞、紓解壓力。

● 芝麻具有補肝養腎、滋潤五臟作用,常食用能益精
強壯、預防鬚髮早白、改善腸躁便秘。

誰該喝照過來

● 一般人都適合,氣管虛
弱、鬚髮少年白、皮膚乾
燥、容易疲倦的人可增加
飲用量。

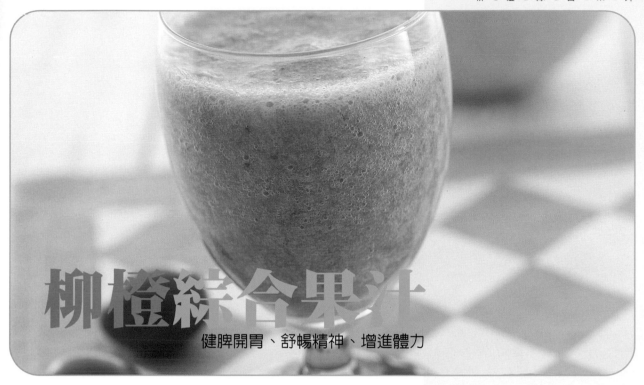

柳橙綜合果汁

健脾開胃、舒暢精神、增進體力

材料

柳橙2個、小蕃茄50克、洋香瓜50克、冷開水100c.c.

做法

1. 柳橙洗淨，橫切成兩半，搾汁。
2. 小蕃茄洗淨，香瓜洗淨削皮去籽，切小塊。
3. 將柳橙汁、蕃茄、香瓜放入果汁機，加水攪打約30秒即可飲用。
4. 水果的種類可隨個人口味搭配，建議選用當季盛產的水果。

蔬果IQ

- **柳橙**含有橙皮甙、多種果酸、果膠、膳食纖維，尤其是豐富的維生素C，有助於膠的合成，影響皮膚健康至為重要，還能提高抵抗病菌感染的能力，也具防癌、抗腫瘤、養顏美容功效。
- **柳橙**所含揮發油能健脾開胃，消脹氣、促使體內油脂、膽固醇的代謝，並生津止渴、舒暢精神。

消除疲勞看這裡

● 柳橙綜合果汁能有效維持體內酸鹼質，以增進體力、舒暢精神；同時調節血壓血脂，維持腺體正常活動，促進細胞再生與組織修護；而且能解酒、消除宿醉頭暈疲倦感。

誰該喝照過來

● 適合大多數的人，但因柳橙含鉀量較高，血壓高、膽固醇高的人更要常喝，但腎病者不宜。

山藥蓮藕汁
增進精力和體能、有明顯強壯作用

材料
山藥100克、蓮藕20克、蜂蜜2小匙、冷開水200c.c.

做法
1. 山藥洗淨削皮,切小塊,蓮藕洗淨,切小塊。
2. 蓮藕塊加水小火煮約10分鐘,待涼。
3. 將山藥、蓮藕、蜂蜜,放入果汁機打勻,即可飲用。

蔬果IQ
- 山藥含碳水化合物、蛋白質、維生素B群、C,及鉀、鈣、消化酶等有明顯強壯作用,可增進呼吸道及免疫系統功能。
- 山藥還含有皂甙能平衡更年期症候群,並誘生腎上腺及精液,提高性能力和生殖力。可促進吸收排泄,緩和胃潰瘍,增進精力和體能。

消除疲勞看這裡
- 多喝對調節性功能失調最有效,緩和胃潰瘍及痔瘡出血;也是美白潤膚,加強皮膚細胞保濕的重要能源。

誰該喝照過來
- 很適合身體虛弱、消化及體力差的人飲用;一般人飲用可儲備體能、美化膚質,但容易胃脹不宜多量。

紫蘇烏梅汁
生津止渴、消除疲勞

材料
烏梅5粒、紫蘇葉1片、冰糖10克、水350c.c.

做法
1. 烏梅加350c.c.水煮至約剩200c.c.,加入冰糖煮溶。
2. 紫蘇葉洗淨拭乾,切細絲。
3. 將紫蘇放入烏梅汁裡,倒出即可飲用,冷熱飲都適合。

蔬果IQ
- 烏梅含枸櫞酸、蘋果酸、琥珀酸及甾醇等物質,能生津止渴、調整腸管蠕動,並能抗菌、抑菌,消除腸內細菌。
- 紫蘇含有揮發油、矢車菊甙等,能發汗解熱,也有抑菌效果,對感冒、慢性氣管炎最有效。

消除疲勞看這裡
- 夏天涼飲能生津止渴,預防腸胃受病毒感染,防範中暑虛脫。冬天溫熱飲用,能潤肺止咳,抵抗流感風寒,並能開胃助食、提振精神。

誰該喝照過來
- 多喝可增強抗病力;夏天喝,其酸甜甘美的特質能提神清心、消除疲勞,但胃酸過多者宜少喝。

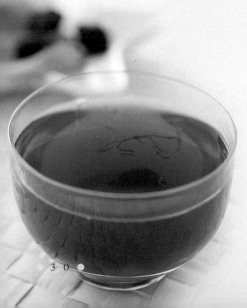

桂圓薑汁

開胃助食、清心養神

材料

桂圓肉100克、嫩薑5克、蜂蜜2小匙、水350c.c

做法

1. 桂圓肉加350c.c.水煮汁。
2. 嫩薑洗淨，拍裂，加入桂圓汁中一起煮。
3. 煮至約剩250c.c.加蜂蜜拌勻即可飲用。

蔬果IQ

- 桂圓肉富含葡萄糖、蔗糖、蛋白質及多種維生素和礦物質，具安神補血的效果能改善氣血失調、健忘失眠、心悸恐慌、貧血痿黃。
- 桂圓肉能開胃助食，安定心神，調理精神衰弱、營養失調，面色痿黃或蒼白。

消除疲勞看這裡

- 多喝能促進氣血循環，增強人體對各種營養素的吸收。
- 冬季飲用可改善手腳冰冷，調理婦女生理痛。

誰該喝照過來

- 對情緒、睡眠有助益，幫助銀髮族延緩失憶及癡呆現象；但此飲品屬溫熱性質，火氣大、眼睛紅腫、牙周浮腫者不適合。

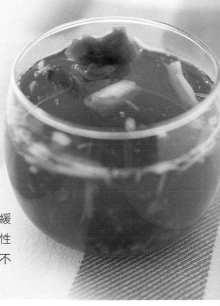

蘿蔔嬰柳橙汁

紓筋活血、袪除疲勞

材料

蘿蔔嬰10克、柳橙2個、薑5克、蜂蜜2小匙、冷開水100c.c.

做法

1. 蘿蔔嬰洗淨，放入果汁機加水攪打成汁。
2. 柳橙洗淨切半搾汁，薑洗淨磨成汁。
3. 將蘿蔔嬰汁、柳橙汁、薑汁混和，加蜂蜜拌勻即可飲用。

蔬果IQ

- 蘿蔔嬰是蘿蔔子發芽的幼嫩芽葉，含有揮發精油及維生素Ａ、Ｃ，鈣質鐵質及纖維素，可利尿健胃、增進食慾、止咳化痰，清熱抗菌。
- 蘿蔔嬰還能促進循環，增進體能、清神醒腦、通暢呼吸，對袪除疲勞、舒筋活血最有效。

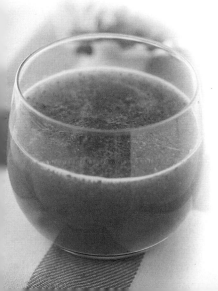

消除疲勞看這裡

- 常喝可使人體血液中保持高濃度的維生素Ｃ，抵抗病菌感染、延長壽命、消除緊張，並緩和失眠、強化神經系統。

誰該喝照過來

- 抽菸、嗜酒者，經常曝曬陽光的人可多喝或自覺很容易疲倦，全身乏力，關節痠痛之初都可多飲用。

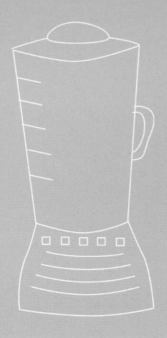

⊙南瓜香蕉汁　　　⊙薄荷西瓜汁　　　⊙西瓜汁　　　⊙蘆薈西瓜汁
⊙檸檬菊花汁　　　⊙葡萄柚高麗菜汁　⊙鳳梨苦瓜汁　⊙苦瓜芹菜汁
⊙甘蔗檸檬汁　　　⊙椰子椰肉汁

紓解壓力
放鬆心情

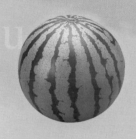

Good Body for You

　　情緒管理失當是時下都會人士的常見症候群。因工作壓力大、人際關係複雜化、競爭愈來愈激烈，如果無法調節紓解，演變成精神症候群是極有可能的。

　　大部份的蔬果含有B_1、B_6、C、肌醇、菸鹼酸、鎂、錳、鈣等，牛奶、優酪乳亦是，都能維護神經系統、鎮定精神機制，有效地抗緊張、抗憂鬱，並提昇腎上腺合成機制以增強身心的抗壓力和適應力。

　　情緒管理還要借重個人的實際行動，適當的運動、社交、休閒能開擴心胸、轉換情緒，達到真正的放鬆與解壓。

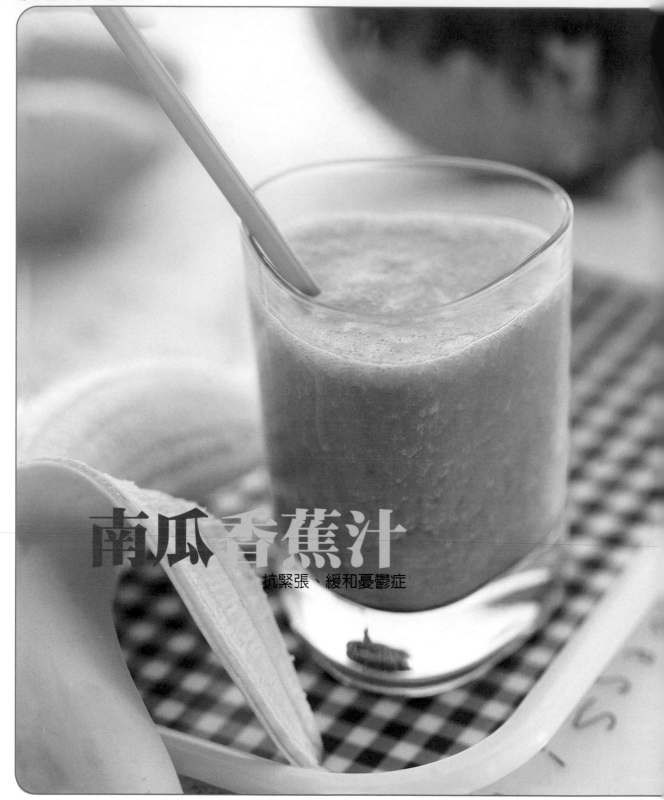

南瓜香蕉汁

抗緊張、緩和憂鬱症

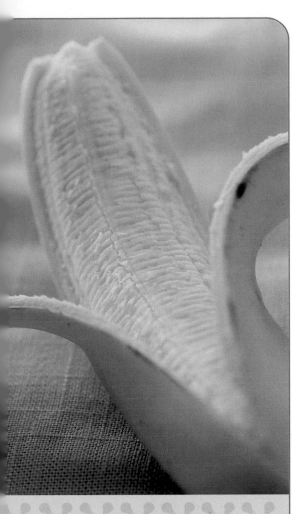

南瓜100克、香蕉50克、蜂蜜2小匙、冷開水200c.c.

做法

1. 南瓜去籽洗淨，切塊，蒸熟後去皮。

2. 香蕉剝皮，切小塊。

3. 將南瓜、香蕉放入果汁機，加水攪打均勻。

4. 倒出蔬果汁，加蜂蜜拌勻，即可飲用。

紓解壓力看這裡

● 飲用南瓜香蕉汁能促進消化與排泄，協助抗緊張、緩解憂鬱症，並促進心血管的健康。

● 常飲用能使神經和肌肉的機能有效發揮作用，減少肌肉抽筋痙攣、防範運動傷害。

蔬果IQ

● **香蕉**熱量高、容易消化，是天然保健食品，沒有刺激性，很少引起過敏，也是一種極好的嬰兒補助食品。

● **香蕉**含鈉少，含鉀多，含鎂也多，可平衡體內礦物質，協助抵抗憂鬱症，調節高血壓；能加速胃內膜細胞和黏膜之形成，減輕胃潰瘍的不適，並能保持肌肉和神經功能。因含有大量糖份，能迅速進入血液，補充體能，放鬆心情。

誰該喝照過來

● 容易緊張，有憂鬱症傾向者都適合，可充當運動飲料，防運動傷害且快速補充體能；但香蕉性寒且熱量高，手足冰冷及糖尿病、腎病、減肥者少飲用。

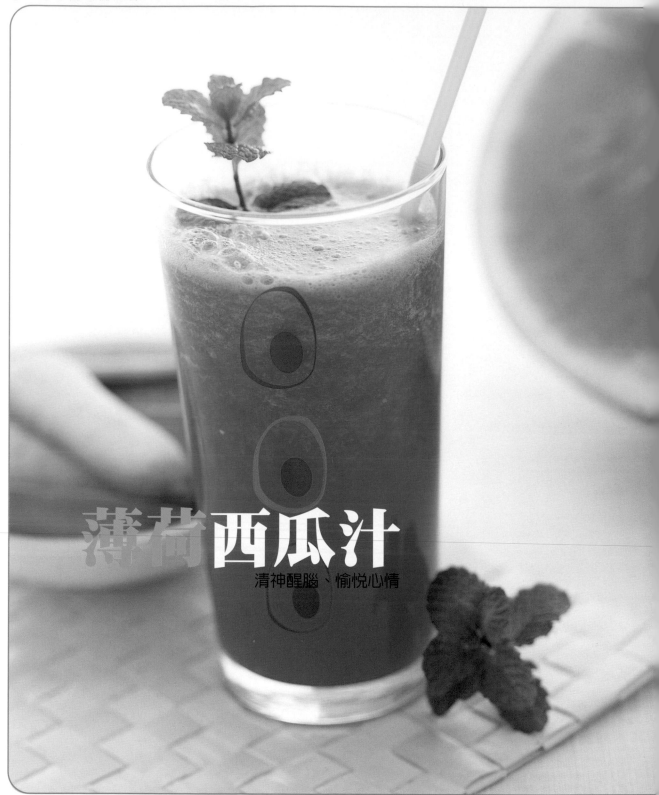

薄荷西瓜汁

清神醒腦、愉悅心情

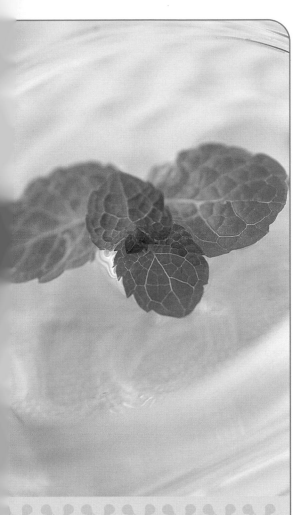

材料

薄荷葉5葉、西瓜300克、冰開水100c.c.

做法

1. 薄荷葉洗淨，西瓜切塊。
2. 將薄荷葉及西瓜放入果汁機，加水攪打約30秒。
3. 倒出蔬果汁，濾渣即可飲用。

紓解壓力 看這裡

● 喝薄荷西瓜汁能生津止渴、利尿、解憂，對放鬆心情，減輕壓力大有幫助。

● 此飲品極適合用來消暑熱，防中暑和熱感冒，並能穩定情緒，緩和焦躁衝動，並預防皮膚過敏、疹癢。

蔬果IQ

● 薄荷含揮發油，主要成份是薄荷醇、薄荷酮，還有少量鞣質和迷迭香酸，可以興奮中樞神經，促進汗腺分泌，增加散熱作用，發揮消炎，退熱效果，防皮膚過敏搔癢，感冒喉嚨發炎。

● 薄荷的清涼特性和芳香，可以去穢解鬱、清神醒腦，令人輕鬆少負擔，口氣清香少口臭。

誰該喝照過來

● 火氣大、缺乏耐性、口臭嚴重、體味重、痘疹蓄膿、皮膚過敏、感冒喉嚨發炎者，都適合飲用；但此品性涼、脾胃虛弱、四肢發冷、習慣性腹瀉者不宜。

西瓜汁

利尿消水腫、降火解煩憂

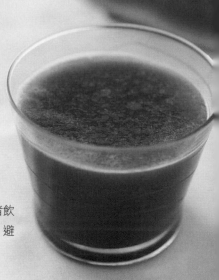

材料

西瓜500克、冰開水100c.c.

做法

1. 西瓜去皮,切小塊。
2. 放入果汁機,加水攪打均勻。
3. 以細節網過濾即可飲用。

蔬果IQ

- **西瓜**含多量有機酸、胺基酸及製造尿液的瓜胺酸是天然利尿劑,能通暢小便、消除水腫,能促進腎功能之運作。
- **西瓜**性味甘寒,能生津止渴,消暑解鬱,清涼脫水,夏天食用能降火消暑。

紓解壓力看這裡

- 炎夏裡多喝西瓜汁,令人心涼脾胃開,生津止渴降火氣,可消除腎臟病的浮腫、緩解膀胱炎,還能消炎止喉痛,醒酒緩頭暈。

誰該喝照過來

- 適合尿色濃、膀胱炎、腎炎水腫者飲用,但西瓜性寒,手腳冰冷不宜,避免晚上喝以免造成腸胃不適。

蘆薈西瓜汁

瀉熱降肝火、清除體內積滯

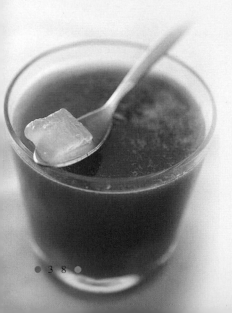

材料

西瓜500克、蘆薈20克、冰開水100c.c.

做法

1. 西瓜去皮,切小塊,放入果汁機,加水攪打均勻。
2. 蘆薈削去邊刺和葉皮,取葉肉切1.5公分方塊,加入果汁即可飲用。

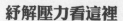

蔬果IQ

- **西瓜**、**蘆薈**都屬涼性食物,能清熱除煩,穩定情緒。西瓜含水量高達95%以上,防脫水效果佳。
- **蘆薈**是天然瀉藥,滑腸通便效果佳,常被用來解除肝胃火上亢、便秘、口臭嚴重等現象。

紓解壓力看這裡

- 喝西瓜汁能瀉熱降肝火,紓解情緒,清理體內之積滯,減輕腸胃負擔,刺激大腸蠕動防止便秘。

誰該喝照過來

- 火氣升旺、便秘者都合適,因性寒虛弱、胃寒、腹瀉、孕婦都不宜,但也不要一次喝太大量。

檸檬菊花汁

消除緊張、促進體內毒素排出

🍅 材料

甘菊花10克、檸檬片3片、冰糖15克、熱開水300c.c.

做法

1. 甘菊花以熱開水沖泡、燜3分鐘。
2. 加冰糖拌勻，放入檸檬片即可飲用。

蔬果IQ

- **甘菊花**能疏肝解鬱、清熱明目，減輕風熱感冒、頭暈目眩、抗炎降壓、降脂作用。
- **檸檬**富含維生素C，有助於保持免疫系統機能，且是消除緊張、減輕過敏；還能刺激肝臟排毒，減輕風濕症狀。

紓解壓力看這裡

- 飲用檸檬菊花汁能疏緩肝氣、穩定情緒、維護視力，也是消除緊張、增強血管健康、幫助體內清理廢物的好飲品。

誰該喝照過來

- 一般人都適合，容易緊張、視力模糊、常發脾氣者可多飲用，電腦族群、身心負荷重者都可常喝。

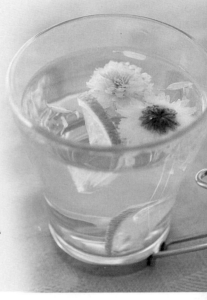

葡萄柚高麗菜汁

解除疲勞和焦躁、並促進體力恢復

🍅 材料

葡萄柚1個、高麗菜50克、蜂蜜2小匙

做法

1. 葡萄柚洗淨，橫切成兩半，搾汁。
2. 高麗菜洗淨，剝小片，和葡萄柚汁放入果汁機攪打。
3. 加入蜂蜜拌勻即可飲用。

蔬果IQ

- **葡萄柚**含有黃烷酮配糖體的柚皮素，清爽而微苦的風味，能清心寧神，緩和緊張，改善心煩氣浮，頭暈眼花。
- **葡萄柚**是維生素C極佳來源，可預防感冒，增強抵抗力，且富含檸檬酸，能刺激神經和胃液分泌，有助食慾及體力恢復。

紓解壓力看這裡

- 常飲用能增進食慾，消除抑鬱情緒，解降疲勞和焦躁，還可清除體內毒素，預防腸胃疾病。

誰該喝照過來

- 便秘、焦躁，或常抽菸、工作環境污濁者，適合常常飲用。大量運動及工作後亦適合適時補充。

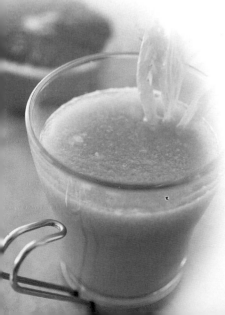

鳳梨苦瓜汁
清心寧神、消除火氣

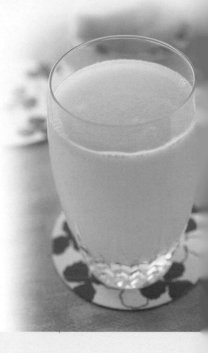

材料
鳳梨150克、苦瓜50克、蜂蜜2匙、冰開水200c.c.

做法
1. 鳳梨洗淨切片，苦瓜洗淨，去籽切片。
2. 將鳳梨、苦瓜放入果汁機，加水攪打均勻，去渣。
3. 倒入容器內，加入蜂蜜拌勻即可飲用。

蔬果IQ
- **苦瓜**含極豐富的維生素C，是蔬菜中之首，加上性味苦寒，清心寧神、消除火氣、解放壓力的效果十分明顯。
- **鳳梨**營養豐富，特別的是它含有一種近似胃液的酵素，能促進蛋白質分解，及所含膳食纖維，都具消化健胃作用。

紓解壓力看這裡
- 鳳梨苦瓜汁能消除煩躁，對肝胃火氣大、口臭、便秘、面皰痘疹、眼睛紅腫都見效，且能美化膚質，避免早生細紋。

誰該喝照過來
- 火氣大而脾氣躁、痘疹不消、煩躁不安的人都宜多喝；但脾虛胃寒、胃酸分泌異常者不宜。

苦瓜芹菜汁
消除緊張壓力、維持情緒穩定

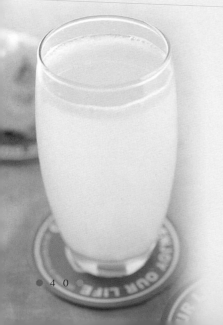

材料
苦瓜100克、芹菜50克、蜂蜜2小匙、冰開水200c.c.

做法
1. 苦瓜去籽洗淨，切片，芹菜洗淨，切小段。
2. 將苦瓜、芹菜放入果汁機，加水攪打約30秒，去渣。
3. 倒入容器內，加入蜂蜜拌勻即可飲用。

蔬果IQ
- **苦瓜、芹菜**都偏涼性，清熱順肝氣、明目解毒效果佳，對肝火旺脾氣躁、胃熱煩渴有效。
- **蜂蜜**含能潤腸通便、清熱解毒、保肝潤肺、潤澤肌膚，並提高身體抵抗力，是最適合用來調味蔬果汁的糖品。

紓解壓力看這裡
- 除能消除緊張壓力、預防便秘、袪除疲勞，並具有抗血栓、防動脈硬化及降血糖作用。

誰該喝照過來
- 血液循環不暢、排泄不通、血壓、血糖高者可常飲用，但體質虛寒、腎病患者不宜。

甘蔗檸檬汁
減輕焦躁及緊張情緒

🍅 材料
甘蔗汁250c.c.、檸檬汁5c.c.

🥤 做法
1. 將檸檬汁加入甘蔗汁內，攪拌均勻即可飲用。
2. 甘蔗汁有搾好汁裝瓶出售，但需冷藏保鮮。

蔬果IQ 💡
- **甘蔗**含糖豐富，營養效能高，能快速提供能量，消除疲勞、補充體力。
- **甘蔗**還能減輕焦躁及緊張情緒，提高身心的靈敏度，促排出體內有害物質，增強身體對抗疲勞和憂鬱的指數。

紓解壓力看這裡
- 甘蔗檸檬汁能清熱解毒，增強抗壓能力，調節身心對內外環境的適應力；可滋陰潤燥，改善大小便不通，並能抗老防衰，美化肌膚。

誰該喝照過來
- 最適合發燒口渴、口乾舌燥、便秘、熱咳、焦慮的人飲用，容易脹氣、打嗝或胃酸失調者不宜多飲

椰子椰肉汁
解壓除煩、開胃、利尿

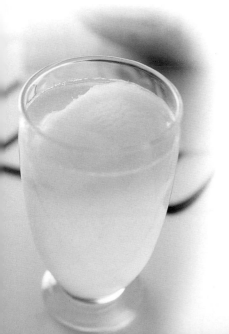

🍅 材料
椰子汁250c.c.、椰肉30克、蜂蜜1小匙

🥤 做法
1. 將椰子汁倒入容器內。
2. 自椰子內層刮取椰肉，切適中大小，放入椰子汁。
3. 加入蜂蜜拌勻即可飲用。

蔬果IQ 💡
- **椰子汁**清涼解渴，利尿除煩，是消暑退熱、解壓除煩的重要飲品，並開胃助食、促排汗尿。
- **椰子肉**含極高的脂肪油，及蛋白質、碳水化合物，以及維生素C和多種礦物質，可提供較多的熱量，維持體力和肌力。

紓解壓力看這裡
- 夏季多喝能消暑解熱、解壓除煩；熱感冒發燒也能退燒降溫，通暢汗尿，但不宜長期喝或大量喝，易傷腎氣影響性能力。

誰該喝照過來
- 一般人都適合，尤其是煩躁、口臭、尿閉、不出汗、發燒者更適合，但椰汁偏涼，虛弱、腹瀉、生理期腹痛者都不宜。

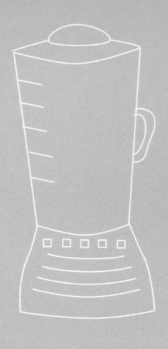

⊙蕃茄小黃瓜汁　　⊙蘆薈蘋果汁　　⊙佛手柑蘋果汁　　⊙蘋果醋汁
⊙水梨杏仁汁　　⊙胚芽蛋黃汁　　⊙無花果優酪乳汁　⊙山藥薏仁汁
⊙水蜜桃綠茶汁　　⊙小黃瓜柳橙汁

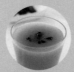

延緩老化
養顏美白

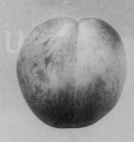

Good Body
for You

　　人的老化現象是與日俱時的，隨著年齡增長，女性一過25歲、男性一過30歲，即要正視老化的事實。

　　人體在進行化學作用的過程中會產生一種物質——自由基，也是人體天然防衛機能之一。但自由基會一直累積增加，進而破壞健康細胞，產生老化現象，使免疫力降低、肌膚變的粗糙、乾澀、鬆弛，甚至還可能轉化成癌細胞。

　　攝取 β 胡蘿蔔素、維生素Ａ、Ｃ、Ｅ及Ｂ群這類強效抗氧化維生素，能抑制自由基活動、延緩老化，促進細胞再生與組織修復，進而維持肌膚健康與青春容姿。

蕃茄小黃瓜汁

延緩老化、增強免疫功能

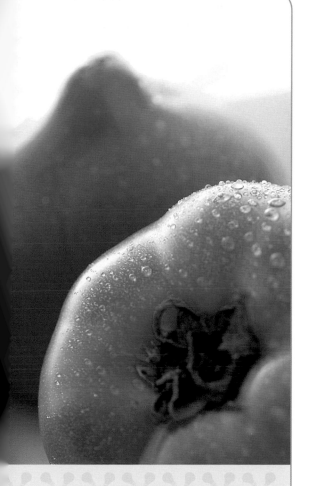

小黃瓜50克、蕃茄100克、冰開水200c.c.、蜂蜜2小匙

做法

1. 小黃瓜、蕃茄洗淨，切小塊。
2. 將小黃瓜、蕃茄放入果汁機，加水攪打約30秒
3. 加入蜂蜜拌勻即可飲用。

延緩老化 看這裡

● 多喝小黃瓜蕃茄汁能抑制活性氧，消除自由基，維持身心穩定狀態，降低心血管疾病、關節炎、癌病變之發生，並能防止皮膚受紫外線傷害，減少組織受損、老化。

蔬果IQ

● **蕃茄**富含維生素Ａ、Ｃ、有機酸及獨特色素成份茄紅素，具特殊健康功效，能預防癌症、心血管疾病、延緩老化、增強免疫功能。

● **茄紅素**可以摧毀破壞細胞膜和基因材料的自由基，一面防細胞受損，一面也修補受損細胞，能大大降低各種癌症的罹患機會。

誰該喝照過來

● 人人皆適合，唯腸胃虛弱、習慣性腹瀉、腸胃發炎、生理期腹痛或頭痛者不宜。

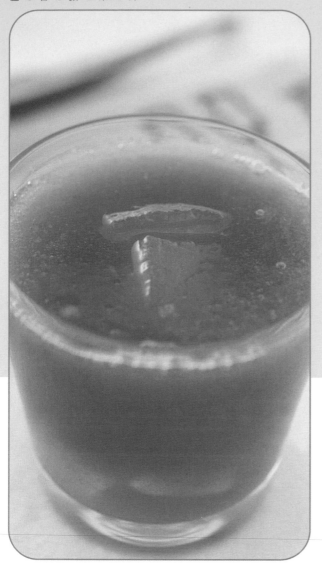

蘆薈蘋果汁

減緩肌膚老化、防止黯斑沉著

材料

蘋果150克、蘆薈20克、蜂蜜2小匙、冰開水150c.c.

做法

1. 蘋果削皮去籽，切小塊，放入果汁機，加水攪打。
2. 蘆薈削去邊刺和葉皮，取葉肉切1.5公分方塊。
3. 將蘋果汁、蘆薈混和，加入蜂蜜拌勻即可飲用。

延緩老化看這裡

● 多喝能有效排除體內廢物，並協助肝臟進行解毒工作，減少肌膚不良反應；並減緩肌膚老化，避免過度角質化、早生細紋。

蔬果IQ

● **蘋果**含豐富醣類是人體能量的重要來源，能抑制自由基對細胞的損害，防止低密度脂蛋白氧化，有防癌、抗老作用，是美容、減肥重要水果。
● **蘆薈**能降肝火，改進睡眠，防止黯斑沉著，讓肌膚獲得充份休息，提高細胞活力，減緩肌膚老化。

誰該喝照過來

● 一般人都適合飲用，唯習慣性腹瀉、孕婦、胃寒者不宜。

佛手柑蘋果汁

舒肝和胃、維護皮膚毛髮健康

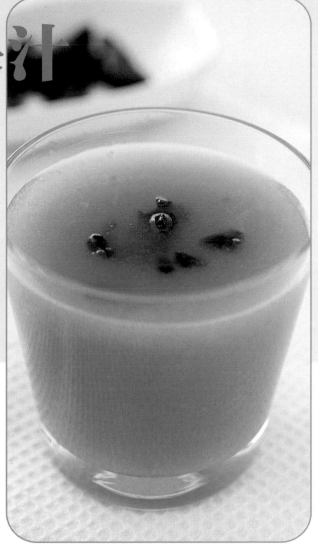

材料

蘋果150克、佛手柑20克、蜂蜜2小匙、冰開水200c.c.

做法

1. 蘋果削皮去籽，放入果汁機，加水攪打。
2. 佛手柑切細，與蘋果汁混和，加入蜂蜜拌勻即可飲用。

延緩老化看這裡

● 常喝佛手柑蘋果汁，能排除腸內毒素，維持有益菌的比例，緩和地清腸，進行體內環保工作。

誰該喝照過來

● 一般人都適合，皮膚或毛髮乾燥、排泄失調、呼吸氣管不好及容易感冒的人可多飲用。

蔬果IQ

● **佛手柑**含有檸檬油素、橙皮甙、佛手內酯等成份，有舒肝解鬱、化痰止咳、減輕疼痛、改變心情的效果；所含油素能明目醒神、助長皮膚和毛髮健康。

● **佛手柑**為香櫞的變種，味酸苦，一般不能生食，當作藥引或香料能祛胃寒止疼痛、保養肝、胃效果好。

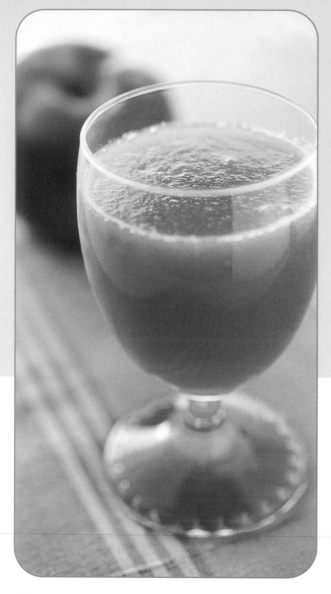

蘋果醋汁
養顏護膚、保持青春容姿

材料

蘋果醋5c.c.、蘋果150克、冰開水200c.c.、蜂蜜3小匙

做法

1. 蘋果削皮去籽，放入果汁機，加水攪打。
2. 倒入容器內，加醋、蜂蜜拌勻即可飲用。

延緩老化看這裡

● 排泄不暢是破壞皮膚的元凶，多喝蘋果醋汁，可調理生理機制，健胃整腸，延緩老化，維持細胞間緊密度，常保持青春美麗。

蔬果IQ

● 各種水果醋，包括**蘋果醋**對美容健康都有助益。能消除疲勞、促進排泄，調節酸鹼值，改善體質，發揮養顏護膚、淨脂除痘作用。

● **蘋果**所含纖維質、丹寧酸、果膠，能調節腸胃，消除便秘，並芳香體氣、消除口臭。

誰該喝照過來

● 人人都適合，便秘者、肌齡超越實際年齡者、黑斑、暗斑明顯者，可多飲用。

水梨杏仁汁

潤澤肌膚、美白除斑

材料

水梨100克、杏仁粉10克、蜂蜜2小匙、冰開水200c.c.

做法

1. 水梨削皮去籽，切小塊，放入果汁機加水攪打。
2. 倒入容器內，加杏仁粉、蜂蜜拌勻即可飲用。

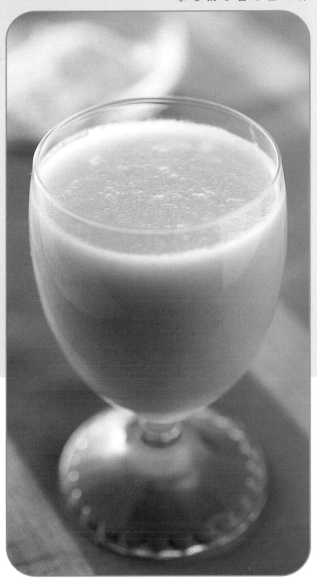

延緩老化看這裡

● 常喝能增強呼吸道抗菌力，防治痰積，並消除口臭、便秘，緩解煩躁悶氣；具有美白除斑效果。

誰該喝照過來

● 熱感冒、便秘、體味重、口臭者適合多飲用；膚質乾燥、毛髮不順可多飲用，但嚴重腹瀉、痰稀白冷咳、坐月子則不宜。

蔬果IQ

● 水梨含果糖、葡萄糖、蘋果酸、檸檬酸等，及多種礦物質、含水量特別豐富，能防止便秘、排出廢物，並解毒、涼心、消痰。
● 杏仁含苦杏仁甙、揮發油，能定喘止咳、潤肺祛痰，並通腸排毒，為美白潤膚的補助食品。

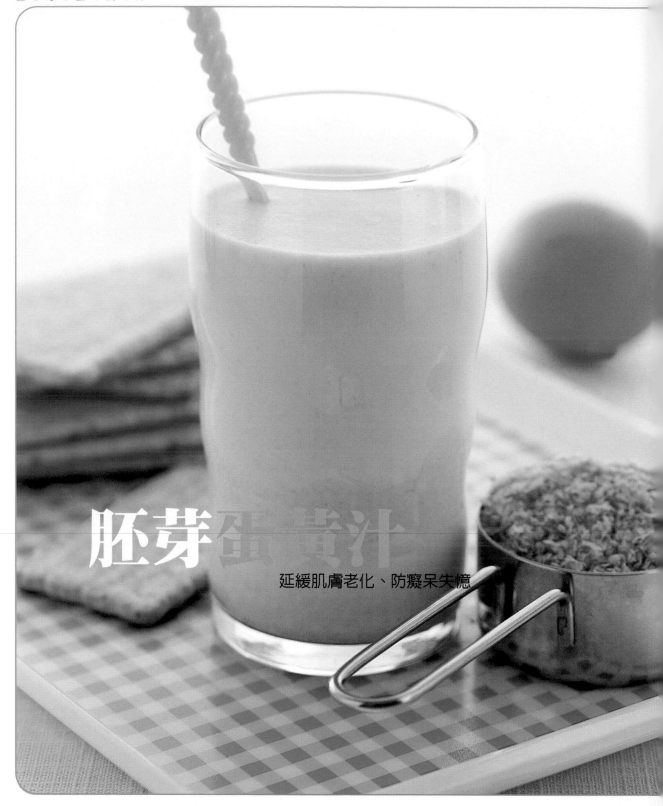

胚芽蛋黃汁

延緩肌膚老化、防癡呆失憶

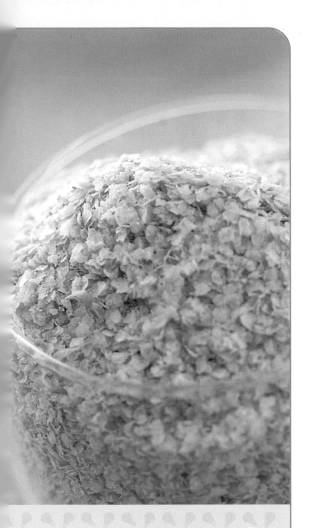

材料

小麥胚芽20克、蛋黃1個、鮮奶200c.c.、蜂蜜2小匙

做法

1. 將小麥胚芽、蛋黃放入果汁機，加鮮奶攪打成汁。
2. 倒入容器內，加蜂蜜拌勻即可飲用。

蔬果IQ

- **小麥胚芽**富含維生素E、菸鹼酸、泛酸及多種礦物質，能防止腦細胞衰退，延緩細胞受氧化作用而快速老化，並能維持皮膚柔軟性與健康，預防濕疹過敏。
- **蛋黃**富含卵磷脂，能防止老人癡呆、記憶力衰退，對身體的修復也極為重要。

延緩老化 看這裡

- 多喝胚芽蛋奶汁，能供給能量與活力，並促進成長發育，保健牙齒和骨骼，可保持肌膚光滑柔細，是防止肌膚老化的有效飲料。
- 常喝能延緩細胞老化速度，協助細胞再生，並防範老人癡呆及失憶，緩和更年期症候群。

誰該喝照過來

- 一般人都適合，特別是銀髮族、更年期婦女、發育中兒童及邁進青春期男女更適合以此為輔助食療飲品。

無花果優酪乳汁

緊緻皮膚，消除肌膚乾裂

材料

無花果50克、原味優酪乳200c.c.

做法

1. 將無花果、優酪乳放入果汁機攪拌均勻即可飲用。
2. 無花果有乾品和果脯，選擇後者榨果汁口味較佳；若有鮮品亦可選用。

延緩老化看這裡

● 飲用無花果優酪乳汁，具健胃整腸效果，使腸內細菌生態改變，預防腸胃病變，亦可防範青春痘、皮膚過敏、起疹子。

蔬果IQ

● **無花果**營養豐富，尤其是菸鹼酸、鎂質的重要食源，是人體合成性荷爾蒙不可缺的物質，不但維持神經系統和腦機能；且含分解蛋白質的酵素和纖維質，可預防各種皮膚症狀。

● **優酪乳**含蛋白質、鈣質等，能增強皮膚抵抗力、緊緻皮膚細胞，消除肌膚乾裂，預防細紋產生。

誰該喝照過來

● 一般人都適合，便秘者，蔬果食用量不足者更要加量飲用。

山藥薏仁汁

改善更年期皮膚乾燥、美白平疣

材料

新鮮山藥100克、薏仁粉15克、蜂蜜2小匙、熱開水200c.c.

做法

1. 山藥削皮、洗淨,切成小塊狀。
2. 薏仁粉以熱開水沖泡拌勻。
3. 將山藥、薏仁冰、蜂蜜放入果汁機攪打均勻即可飲用。

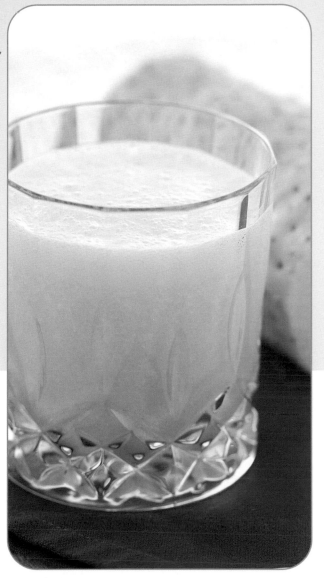

延緩老化看這裡

● 多喝山藥薏仁汁,可增進免疫功能,並助消化、降低血糖;在養顏方面,能調節女性更年期症候群,改善皮膚乾澀無澤;也能消水腫,改善虛胖,並有助消除扁平疣,使肌膚光滑緊緻不留疤。

誰該喝照過來

● 屬性溫和,可以常飲用,但容易脹氣、急性腹瀉時則不宜,孕婦更不可。

蔬果IQ

● **山藥**營養成份高,含有天然荷爾蒙前驅物,可改善婦女更年期盜汗、潮紅、心神不安、皮膚乾澀等現象;對男性遺精、腰腳無力、頻尿亦見效。
● **薏仁**含蛋白質、糖類、脂肪、維生素 B 群、意以仁油、β–谷甾醇等,能增強免疫力、抑制癌細胞,並消水腫、排膿、平扁平疣、美白肌膚。

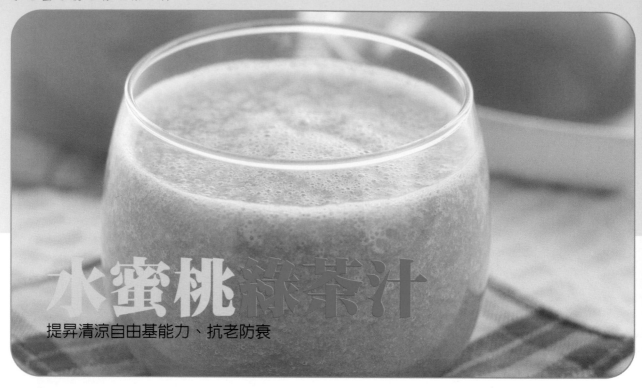

水蜜桃綠茶汁

提昇清涼自由基能力、抗老防衰

材料

罐裝水蜜桃1個、綠茶粉5克、冰開水150c.c.、蜂蜜1小匙

做法

1. 水蜜桃切小塊，放入果汁機，加水攪打。
2. 加入綠茶粉、蜂蜜拌勻即可飲用。

蔬果IQ

● **水蜜桃**含有蛋白質、脂肪、碳水化合物及多種維生素、礦物質，並含果膠及纖維質，除能維護細胞健康，並促體內廢物毒素排出，改善皮膚色澤。

● **綠茶**富含兒茶素及抗氧化性高的維生素A、C，能清除自由基、預防皮膚粗黑、毛孔放大，並能增強抵抗力，使口氣芬芳，減少疲勞感。

延緩老化看這裡

● 飲用水蜜桃綠茶汁，能提昇清除自由基的能力，有效預防早衰老化，抑制黑色素沉澱，使毛孔縮小，膚質細緻，強化抗病能力、旺盛精神。

誰該喝照過來

● 人人都適合飲用，唯睡眠品質低落、失眠者，避免在入睡前飲用。

小黃瓜柳橙汁

保肌膚光澤、協助減輕體重

材料

小黃瓜2條、柳橙1個、冰塊適量。

做法

1. 柳橙洗淨,橫切為兩半,搾汁。
2. 小黃瓜洗淨,去頭尾,切小塊。
3. 將柳橙汁、小黃瓜放入果汁機攪打均勻,加冰塊即可飲用。

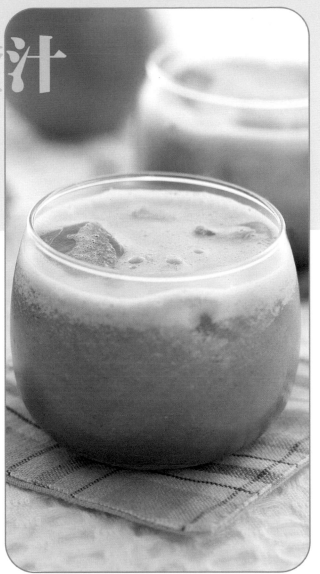

延緩老化看這裡

● 多喝小黃瓜柳橙汁能保護皮膚,增強其抵抗空氣污染及紫外線的能力,防止黑色素沉澱、毛細孔粗大,並能促進宿便和毒素排出,讓身心更顯輕鬆有活力。

誰該喝照過來

● 美少男美少女、想減重者、高血壓、糖尿病、血脂高,長期服用利尿劑者都適合,唯含鉀量較高,腎病者不宜。

蔬果IQ

● **小黃瓜**含96%以上的水份,還有維生素A、C等物質,能保護皮膚黏膜細胞,抵抗空氣污染,長保肌膚光澤。

● **小黃瓜**一向是美容要角,因熱量極低,又含膳食纖維,能利尿、清除血脂、生津止渴,對減重有幫助。

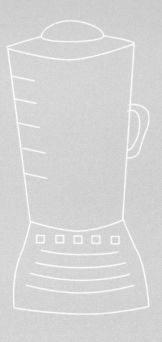

⊙鳳梨蘆筍汁　　⊙葡萄柚醋汁　　⊙蘆筍葡萄汁　　⊙桑椹優酪乳汁
⊙高麗菜火龍果汁　⊙胡蘿蔔枸杞汁　⊙金桔楊桃汁　　⊙水梨粉光汁
⊙蘿蔔芥菜汁　　⊙地瓜豆漿汁

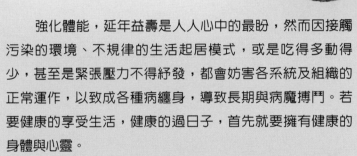

強身益壽
養生保健

Good Body
for You

　　強化體能，延年益壽是人人心中的最盼，然而因接觸污染的環境、不規律的生活起居模式，或是吃得多動得少，甚至是緊張壓力不得紓發，都會妨害各系統及組織的正常運作，以致成各種病纏身，導致長期與病魔搏鬥。若要健康的享受生活，健康的過日子，首先就要擁有健康的身體與心靈。

　　從飲食方面可以補強打造身心，多攝食能增進體能，提昇免疫功能和抗病能力之營養素，如維生素 A、C、D、E 及 B 群，鈣、磷、鐵、鎂等礦物質，及各種胺基酸，並均衡的攝取，對養生保健一定能發揮最好的效益。

鳳梨蘆筍汁

健胃整腸、活化生理機能

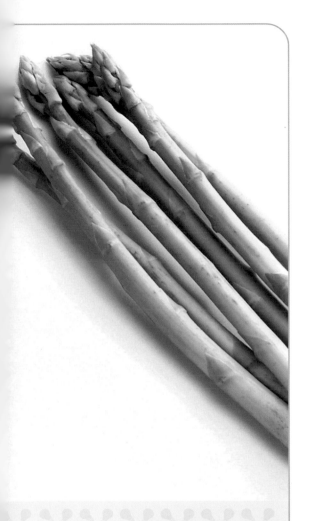

材料

鳳梨200克、蘆筍50克、蜂蜜2小匙、冰開水200c.c.

做法

1. 鳳梨削皮切塊，蘆筍削去老皮，洗淨，切段。
2. 將鳳梨、蘆筍放入果汁機，加水攪打30秒。
3. 加入蜂蜜拌勻即可飲用。

強身益壽看這裡

● 鳳梨蘆筍汁能活化生理機能，健胃整腸，改善消化代謝功能，避免脂肪、廢物堆積。同時能利尿、消痰、解酒、明目開竅。

蔬果IQ

● **鳳梨**含豐富的醣類、蛋白質、有機酸、維生素和礦物質，最重要的是有一種近似胃液的酵素，有助分解蛋白質，讓蛋白質成份能被人體充分吸收，以促進身體組織之健康，維持生理機能運作正常。

● **鳳梨**還有提神醒酒、清熱解渴、利尿促便之作用。維持生理機能運作正常。

誰該喝照過來

● 此飲品有強力消化作用，不宜空腹喝，胃酸失調、胃腸潰瘍者不宜，尿酸高、痛風者都不可喝。

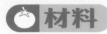 **材料**

葡萄柚1個、白醋5c.c.、蜂蜜2小匙

做法

1. 葡萄柚洗淨，橫切成兩半，搾汁。
2. 加入醋、蜂蜜拌勻即可飲用。

葡萄柚醋汁
降血壓血脂、防細胞癌變

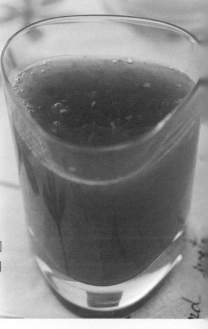

蔬果IQ

● **葡萄柚**能抑制細胞癌變、增強身體抵抗力、延緩早衰老化。
● 要注意的是葡萄柚會降低肝臟的解毒能力，不要以葡萄柚汁配藥吃，
以免阻礙藥物分解、積存在血液內，產生副作用。

強身益壽看這裡
● 常喝能提昇人體抑制氧化基、防正
常細胞產生癌變的能力；並能間接
調節體內酸鹼值，維護各種生理機
能正常運作。

誰該喝照過來
● 一般人都適合，但不要與降壓藥、
抗過敏藥、抗癲癇、抗黴菌藥物同
時進食；胃酸過多者不宜空腹飲用
且要限量。

蘆筍葡萄汁
防心血管疾病、保持青春

 **材料**

綠蘆筍1支、葡萄200克、冰開水200c.c.、蜂蜜2小匙

做法

1. 葡萄洗淨、蘆筍洗淨切段。
2. 將葡萄、蘆筍放入果汁機，加水攪打30秒。
3. 倒入容器內過濾，加蜂蜜拌勻即可飲用。

蔬果IQ

● **蘆筍**能延緩老化，保持青春，且對細胞分裂、核酸製造、蛋白質合成、
紅血球產生都極為重要，孕婦多食能避免胎兒先天神經管缺陷。
● **葡萄**富含鉀、抗氧化劑、葡萄糖和果糖，直接提供人體能量，預防自由
基及脂質氧化引起老化及癌變。

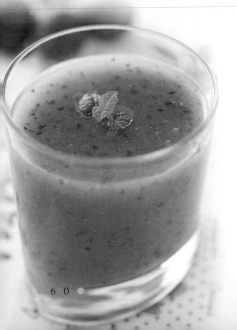

強身益壽看這裡
● 飲用蘆筍葡萄汁能維護細胞健康，
預防細胞及脂質過度氧化，有抗癌
變、防心血管疾病之效益。

誰該喝照過來
● 葡萄含鉀高，腎病者不宜，易致心律
不整；又含鞣酸和多酚，容易讓敏感
者頭痛。蘆筍屬高嘌呤蔬菜，尿酸
高、痛風者不宜。

桑椹優酪乳汁

維護循環與代謝之正常機制

材料

桑椹50克、原味優酪乳200c.c.

做法

1. 桑椹洗淨、瀝乾，放入果汁機內。
2. 加入優酪乳攪打均勻即可飲用。

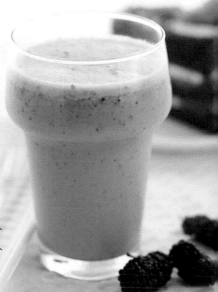

蔬果IQ

● **桑椹**富含葡萄糖、蔗糖、果糖、鞣質、有機酸，及維生素B群，β胡蘿蔔素等成份，能維持神經組織、肌肉、心臟活動的正常，並有益腦機能。

● **桑椹**有補養肝腎，助益紅血球製造之作用，能預防貧血、頭暈目眩、視力減退、頭髮早白、腰膝無力、便秘等症狀。

強身益壽看這裡

● 飲用桑椹優酪乳能改造腸胃消化吸收的環境，讓人體能充份運用所攝取的營養素來增加能量，以維護循環及代謝機制，使發育正常、身心健康。

誰該喝照過來

● 人人都適合飲用，特別是貧血、便秘、消化吸收功能失調者，但急性腹瀉、腸胃發炎時則不宜。

高麗菜火龍果汁

有益新陳代謝，減輕腸胃障礙

材料

高麗菜100克、火龍果100克、蜂蜜2小匙、冰開水200c.c.

做法

1. 高麗菜洗淨，剝小片，火龍果去皮，切小塊。
2. 將高麗菜、火龍果放入果汁機，加水攪打30秒。
3. 倒入容器內，加蜂蜜拌勻即可飲用。

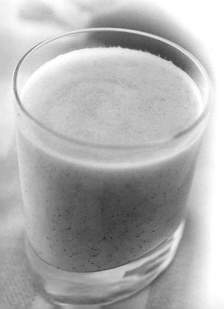

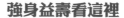

蔬果IQ

● **高麗菜**含有維生素B群、C及U，其中維生素U是防治胃及十二指腸潰瘍的重要物質，能止痛並促進患部組織再生，能有效消除腸胃障礙。

● **火龍果**含有維生素B_1、B_2、菸鹼酸及鈣、磷、鐵等營養素，能促進新陳代謝，助益細胞再生。

強身益壽看這裡

● 常喝有益新陳代謝，防止胃腸潰瘍；並促使細胞再生，維護神經系統、肌肉組織的健康，並使精神狀態良好。

誰該喝照過來

● 一般人都可飲用，但高麗菜會抑制甲狀腺機能，不宜長期大量喝；容易腹脹、腸氣者也減少飲用量。

胡蘿蔔枸杞汁
壯碩筋骨、強壯體能

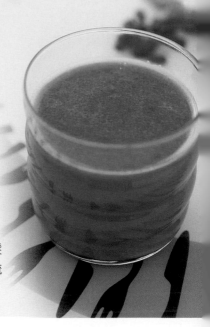

材料
胡蘿蔔100克、枸杞子10克、冷開水100C.C.、蜂蜜2小匙、冰開水200c.c.

做法
1. 胡蘿蔔削皮洗淨，切小塊，枸杞子以冷開水浸泡5分鐘。
2. 將胡蘿蔔枸杞子放入果汁機，加水攪打約30秒。
3. 倒入容器內，加入蜂蜜拌勻即可飲用。

蔬果IQ
- **胡蘿蔔**含豐富β胡蘿蔔素、維生素Ａ以及葉酸，是維持健康、助免疫系統、及縮短病程不可缺的物質。
- **枸杞子**有刺激生長的作用，保肝養眼、促進造血功能、降血壓，是一強壯食品。

強身益壽看這裡
- 多能補虛祛勞、維持視力，調節血壓和血糖，增強抵抗力，有壯碩筋骨、提昇肌耐力、減低疲勞感的效益。

誰該喝照過來
- 人人皆宜，特別是成長中兒童及銀髮族，能補強成長發育及預防骨質疏鬆、老邁乏力。

金桔楊桃汁
防治感冒、強化肺呼吸功能

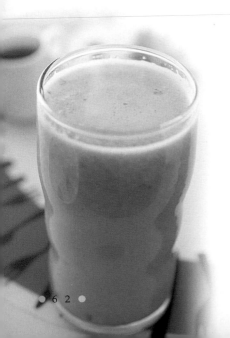

材料
金桔50克、楊桃150克、蜂蜜2小匙、冰開水200c.c.

做法
1. 金桔洗淨切半搾汁，楊桃洗淨切小塊。
2. 將楊桃放入果汁機，加水攪打。
3. 倒入容器，加金桔汁，蜂蜜拌勻即可飲用。

蔬果IQ
- **楊桃**含有90％以上的水份，及草酸、檸檬酸、醣類、維生素及礦物質，熱量低又含膳食纖維，可減輕腸胃負擔，並生津止渴，防治感冒喉炎。
- 根據臨床病例統計，洗腎患者吃楊桃會使吞嚥肌辟異常收縮，造成連續打嗝，雖非高鉀水果，仍不宜嘗試。

強身益壽看這裡
- 常飲用金桔楊桃汁能潤肺止咳、利尿解毒、除熱止渴，能防治風熱感冒，強化肺、支氣管抵抗感染的能力。

誰該喝照過來
- 情緒躁動、焦慮、過度興奮的人，及腎病、接受透析治療者不宜。

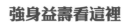

材料

水梨150克、粉光參粉5克、蜂蜜1小匙、冰開水150c.c.

水梨粉光汁
養護肺部、強壯體能

做法

1. 水梨洗淨削皮去籽，切小塊，放入果汁機攪打。
2. 加粉光參粉、蜂蜜拌勻即可飲用。

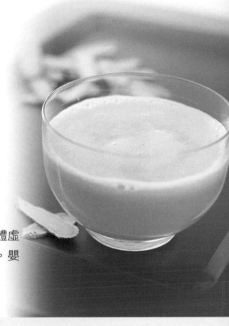

蔬果IQ

- **粉光參**含有人參皂甙、揮發油等成份，有強壯作用，能鎮靜大腦、適度興奮中樞神經，調理身體虛弱、呼吸氣短、體能匱乏。
- **粉光**有涼補效果，適合熱傷風、體熱重咳、痰涕濃稠之症，能緩和肺炎、肺痿。

強身益壽看這裡

- 喝水梨粉光汁能養護肺部，強化呼吸系統，並能預防中暑、熱感冒，改善全身乏力、呼吸不暢、痰咳不止。

誰該喝照過來

- 體質虛熱、熱傷風者可常飲用，但體虛畏寒、脾胃虛弱消化不良者不宜。嬰幼兒少量餵飲能促進其肺部發育。

蘿蔔芥菜汁
健胃消食，清熱解毒

材料

白蘿蔔100克、芥菜100克、冰開水200c.c.、鹽2克

做法

1. 蘿蔔削皮洗淨，切小塊。
2. 芥菜洗淨，切小段，與蘿蔔塊放入果汁機加水攪打，去渣。
3. 將蔬果汁倒入容器，加鹽調味即可飲用。

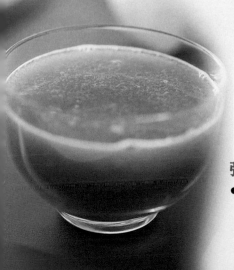

蔬果IQ

- **白蘿蔔**含維生素C和酵素，可健胃、助消化、止咳化痰、解毒利尿，並有抗氧化、抗癌作用，生食的養生食療效果勝過熟食。
- **芥菜**又稱長年菜，營養成效佳，富含維生素A、C和鈣、鎂、鐵、鋅等，能行氣暖身，改善胃寒腹痛、手足冰冷。

強身益壽看這裡

- 常飲用蘿蔔芥菜汁能健胃消食，防疫抗菌，清熱解毒，涼性蘿蔔加溫性芥菜，更發揮順氣、養胃作用。

誰該喝照過來

- 偏重肉食者可多飲用，但吃補氣中藥時不宜以免降低藥效；但長期進補或出現腹脹、便秘、口乾舌燥的人可多飲用。

地瓜豆漿汁

防止腦力衰退、養護心血管及肝腎

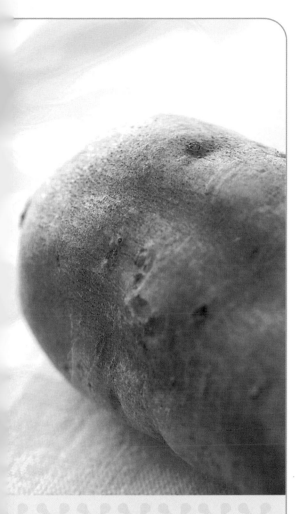

地瓜150克、原味豆漿200c.c.、蜂蜜2小匙

做法

1. 地瓜洗淨削皮，滾刀切塊，加水煮熟，瀝乾。
2. 將地瓜、豆漿放入果汁機攪打均勻。
3. 加入蜂蜜拌勻即可飲用。

強身益壽
看這裡

● 多飲用地瓜豆漿汁，能潤腸通便防大腸癌、維護心血管健康、潤滑靈活關節防治痠痛，並保健結締組織養護肝臟、腎臟，同時能潤澤肌膚，防止乾燥粗糙，早生小細紋。

蔬果IQ

● **豆漿**的來源是大豆，是植物性蛋白質重要食源。膳食纖維、維生素、礦物質含量亦豐，對神經系統、心臟血管、皮膚保健意義重大，並促進核酸合成、防止老化，還能防止老人癡呆、記憶衰退。

● **地瓜**富含澱粉質、膳食纖維和維生素C，能保持血管彈性，預防大腸癌，並潤滑關節面。

誰該喝照過來

● 一般人都適合，素食者可由此飲品攝取所需的蛋白質；糖尿病、高血壓、高血脂亦適合，但要減少飯量，並不加蜂蜜，或以代糖代之。

⊙蜜棗玫瑰花汁　　⊙楊桃酸梅汁　　　⊙蕃茄梅粉汁　　⊙藍莓紅酒汁
⊙菠菜蘆薈汁　　　⊙麥草石蓮蔬菜汁　⊙龍眼肉桂汁　　⊙苦瓜柳橙汁
⊙金針菠菜汁　　　⊙甘蔗薑汁

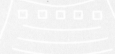

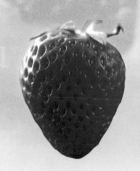

舒眠解壓
疏筋活血

Good Body for You

　　太多不確定感，令現代人常處於不安、緊張、壓力、焦躁、憂鬱、失眠之中，進而衍生越來越多的文明病，造成身心方面的苦痛與折磨，長期處於此狀態，沒有紓發情緒的管道，容易導致憂鬱症、躁鬱症、精神分裂，甚至自毀生命之憾事。

　　除了調劑身心必需的休閒、社交活動之外，日常飲食的調整與設計，也能協助個人走出焦慮緊張、失眠等陰影，均衡攝取各種營養，特別是維生素 C、B_1、菸鹼酸及鈣、鐵、鎂等不可缺席，能協助生理調高對抗壓力的機制；同時，隨時自我提醒與激勵、轉換心情，換另一個角度思考，會讓人更自在、更輕鬆、睡得更安穩。

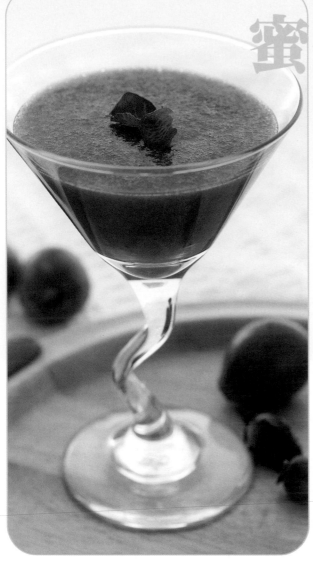

蜜棗玫瑰花汁

行氣和血、疏肝解鬱

材料

蜜棗5顆、玫瑰花苞3朵、蜂蜜2小匙、冰開水200c.c.

做法

1. 蜜棗洗淨，切開去核，玫瑰花苞去蒂。
2. 玫瑰花加水煮開後，轉小火煮約10分鐘，去渣留汁，待涼。
3. 將蜜棗、玫瑰花汁放入果汁機，攪打均勻。
4. 倒入容器內，加入蜂蜜拌勻即可飲用。

舒眠解壓看這裡

● 多喝蜜棗玫瑰茶能解放壓力、轉換心情，幫助睡眠；若有損傷瘀血，常喝還能和血行血、疏通筋骨，化瘀止痛。同時有調經理帶、芳香體氣口氣的作用。

蔬果IQ

● **玫瑰花**含有玫瑰油，脂肪油等，香氣濃，能促進氣血循環，改善月經失調，對肝、胃循環不暢引起之胸悶脅脹、食慾不振、噁心都能調理。

● **玫瑰花**因特有濃郁香氣，能疏肝解鬱，改善睡眠，放鬆心情，亦能讓口氣芳香，心曠神怡。

誰該喝照過來

● 一般人都適合，特別是女性朋友在生理期間多喝有益調經；跌打損傷有瘀青，或鬱卒、常失眠者可增加飲用量。

楊桃酸梅汁

改善心神不寧、食慾不振

🍅 材料

楊桃150克、酸梅3個、熱開水200c.c.

🫗 做法

1. 酸梅以熱開水沖泡20分鐘，待水涼卻，取汁。
2. 楊桃洗淨，切小塊，放入果汁機，加酸梅汁攪打均勻即可飲用。

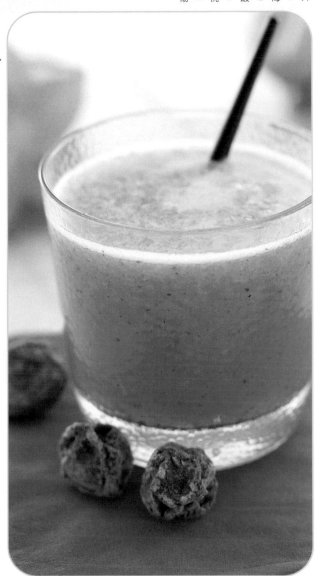

舒眠解壓看這裡

● 多飲用楊桃酸梅汁能生津止渴、開胃助食，對心情鬱卒、喉嚨腫痛、心神不寧、睡不安穩等現象都能緩解。

誰該喝照過來

● 一般人都合宜，唯腎病，接受透析治療，或有過動傾向者則不宜。

蔬果IQ ？

● **楊桃**含有草酸、蘋果酸、檸檬酸等多種有機酸，不但降火消喉炎，鎮咳止喘，並清涼順氣，潤喉美嗓。
● **酸梅**含有檸檬酸、蘋果酸、琥珀酸等成份，且有酸的特性，能消除悶氣、安定心神、生津開胃，並有抑菌效果。
● **酸梅**可多加些改變體質酸的成份。

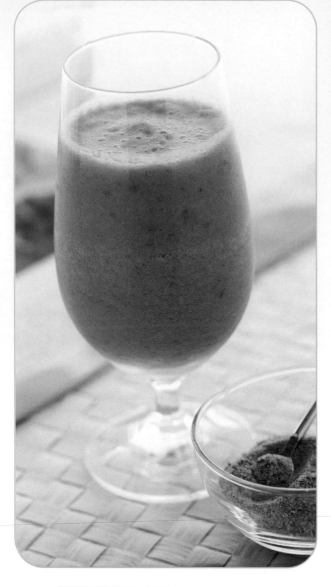

蕃茄梅粉汁

減輕緊張壓力、保護心血管

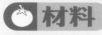 **材料**

蕃茄20克、梅子粉5克、冰開水200c.c.

做法

1. 蕃茄洗淨，切小塊。
2. 將蕃茄放入果汁機加水攪打約30秒。
3. 加入梅子粉拌勻即可飲用。

舒眠解壓看這裡

● 飲用蕃茄梅粉汁能放鬆心情，
紓解壓力、消除疲勞、減輕緊張，並
能刺激食慾，開胃。

● 多喝有美容養顏、保護心血管健
康、抗癌防癌的效益。

蔬果IQ

● **蕃茄**除了含蕃茄紅素此特有成份外，還富含維生素
A和C，及多種有機酸類，可健胃消食、疏肝解
鬱、消除疲勞、減輕緊張壓力，並有助消脂瘦身。

● **蕃茄**的養生好處很多，它還含有能保護血管的維
生素P，緩和地調節高血壓、高血脂，並抗老防
癌、增強免疫力。

誰該喝照過來

● 一般人都適合，有心血管
疾病、容易緊張、食慾不振
者更建議多飲用。

藍莓紅酒汁

促進新陳代謝和氣血循環

🍅 材料

藍莓60克、紅酒20c.c.、冰開水150克

🫗 做法

1. 藍莓洗淨，瀝乾。
2. 將藍莓放入果汁機，加冰水攪打均勻，去渣。
3. 倒入紅酒拌勻即可飲用。

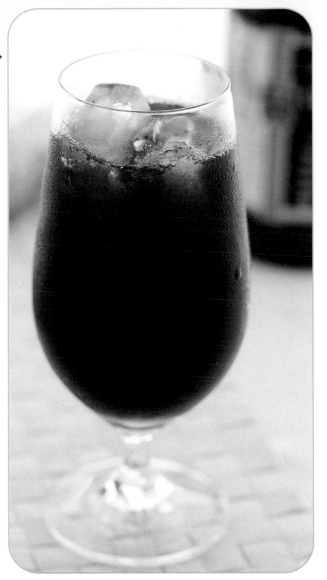

舒眠解壓看這裡

● 喝藍莓紅酒汁能促進新陳代謝和氣血循環，消除疲勞、強精健壯、健胃整腸、幫助消化，並有助性效果。常飲用還能美化皮膚顏色、潤澤膚質，去煩減壓。

誰該喝照過來

● 人人都適合，但若經醫生診斷不得飲用酒類者則不宜。

蔬果IQ

● **藍莓**含有多種維生素和礦物質，最重要的是富含維生素 P，能增強微血管壁的韌性，防止皮下異常出血瘀傷，及牙齦出血。
● **紅酒**能促進血液循環，適量飲用可保護心血管健康，改善睡眠，放鬆心情。

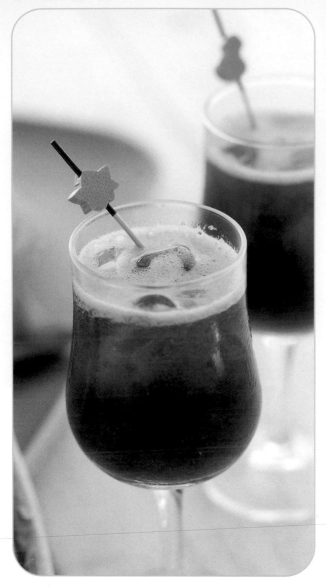

菠菜蘆薈汁

預防貧血、調節血壓

材料

菠菜50克、蘆薈50克、蜂蜜2小匙、冷開水200c.c.

做法

1. 菠菜去根，挑去老葉，洗淨，切段。
2. 蘆薈洗淨，去邊刺和皮，取葉肉切約1.5公分方塊。
3. 菠菜放入果汁機，加水攪打均勻。
4. 加入蜂蜜拌勻，再加入蘆薈即可飲用。

舒眠解壓看這裡

● 飲用菠菜蘆薈汁能促進排泄，消除腹脹腸氣，有益造血功能，防治貧血，調節血壓，並能緩和壓力，幫助睡眠。

蔬果IQ

● **菠菜**富含β胡蘿蔔素、維生素A、B群、C等及鐵、鎂等礦物質，促進新陳代謝，協助造血，預防貧血、調節血壓，並防脫髮和皮膚濕疹。
● **菠菜**富含葉酸，協助製造紅血球，對缺乏葉酸性的貧血有益；但含草酸較多，不宜與高鈣食物共煮共食，易導致泌尿道結石。

誰該喝照過來

● 適合體熱體壯型者飲用，因此屬寒涼性質，不適合虛弱胃寒、四肢冰冷者。

麥草石蓮蔬菜汁

調整情緒、疏解肝鬱

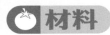 **材料**

小麥草10克、石蓮花50克、綠花椰菜20克、蜂蜜2小匙、冷開水200c.c.

做法

1. 小麥草洗淨，瀝乾，石蓮花剝瓣，洗淨。
2. 綠花椰菜切小朵，撕去梗子硬皮，熱水川燙、瀝乾。
3. 將小麥草、石蓮花、綠花椰菜，放入果汁機加水攪打均勻。
4. 加入蜂蜜拌勻即可飲用。

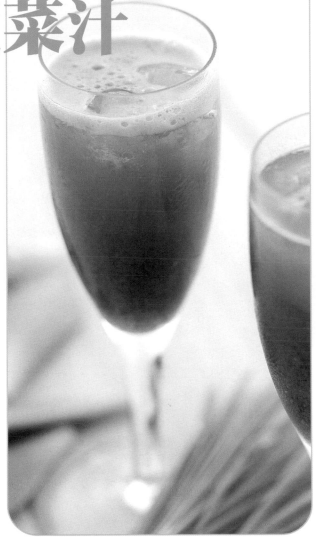

舒眠解壓看這裡

● 常飲用麥草石蓮蔬菜汁能清理腸胃，更新體內生理循環機制，有助於疏肝解鬱、調整情緒、提昇睡眠品質，並愉悅心情。

誰該喝照過來

●一般人都合適，但胃弱、體質寒者不宜一次多量或空腹飲用。

蔬果IQ

● **小麥草**含有維生素A、C、B群及纖維質，能維護組織健康，促進成長發育、有助提昇免疫力，並能促進腸子蠕動，快速排出體內毒素和廢物。
● **石蓮花**含有維生素C、B群及多種礦物質，有調節血壓、血脂，疏理肝氣、保護心血管之效益。

龍眼肉桂汁

活血補血、健胃助消化

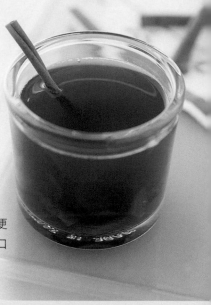

材料

龍眼肉50克、肉桂棒1支、水250c.c.

做法

1. 鍋中加250c.c.水煮開,將龍眼肉剝散放入。
2. 煮約3～分鐘,熄火,倒入容器內。
3. 加肉桂棒輕輕攪拌數下,待肉桂香滲入果汁即可飲用。

蔬果IQ

- **龍眼**富含維生素C和B群、磷、鐵及鈣等礦物質,另有皂甙、脂肪、鞣質等,有安神補血,改善恐慌、失眠、健忘、疲倦的現象。
- **肉桂**含有桂皮油,對腸胃有緩和刺激作用,增進消化;並能補血,改善畏寒、四肢冰冷、痛經等症狀。

舒眠解壓看這裡

- 常喝能改善氣血循環,促進消化吸收、活血補血、調理經帶、緩和生理痛,幫助睡眠與安定心神之效果。

誰該喝照過來

- 人人都適合,但火氣大,流鼻血、便秘、口臭、舌苔黃厚、眼睛紅腫、口腔潰瘍者則不宜。

苦瓜柳橙汁

疏筋活血、調節血壓血脂

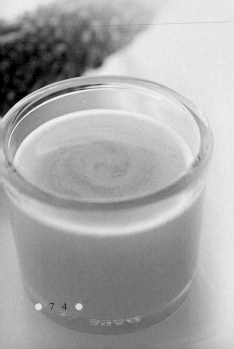

材料

苦瓜50克、柳橙2粒、蜂蜜2小匙、冷開水150c.c.

做法

1. 柳橙洗淨,橫切成兩半,搾汁。
2. 苦瓜洗淨,去籽,切小塊,放入果汁機,加水攪打均勻。
3. 將柳橙汁、苦瓜汁混合,加入蜂蜜拌勻即可飲用。

蔬果IQ

- **苦瓜**性味苦寒,能明目解毒、消暑滌熱、改善心煩滿悶、情緒起伏不定,並能助眠少夢,順理肝氣。
- **柳橙**含豐富維生素C能消弭緊張、緩和壓力、袪除疲勞;並含有維生素P,能調節血脂、血壓,有益血管健康,發揮疏筋活血效益。

舒眠解壓看這裡

- 多飲能解放壓力,改善睡眠狀態;並袪除疲勞,回復體力,有益心血管能降血脂、血壓等功能。

誰該喝照過來

- 一般人都合適,且苦瓜能適度降壓降溫,唯身體極為虛弱,大病初癒及腎病者還是不宜飲用。

金針菠菜汁
活化氣血、解悶除煩

材料

新鮮金針花10克、菠菜20克、冷開水200c.c.、鹽2克

做法

1. 金針花洗淨，以熱開水燙過；菠菜去根鬚，洗淨切段。
2. 將金針花、菠菜放入果汁機，加水攪打30秒。
3. 倒入容器內，加鹽拌勻即可改用。

蔬果IQ

- **金針**含蛋白質、脂肪、醣類、纖維質、鈣、磷、鐵等，能降血脂血壓、活化氣血，也能健腦益智，抗早衰老化。
- **金針**性味甘涼，可解煩躁、失眠、口渴、便秘之苦；但新鮮金針含秋水仙鹼，生食過量會引發腹痛嘔吐，所以先以熱水燙過或煮過再食用。

舒眠解壓看這裡
- 飲用金針菠菜汁能清心解煩，幫助睡眠，改善氣血循環，並健腦益智，預防貧血；同時也能抗老防衰。

誰該喝照過來
- 一般人皆宜，較虛弱、腹瀉者不宜。

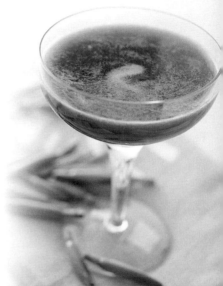

甘蔗薑汁
舒展筋骨、除體內穢氣

材料

甘蔗汁200c.c.、薑10克

做法

1. 薑洗淨，磨成泥狀，取薑汁。
2. 將薑汁倒入甘蔗汁內拌勻即可飲用。
3. 冷熱飲皆宜。

蔬果IQ

- **甘蔗**性味甘寒，能改善發燒口渴、心浮氣躁、咳嗽、便秘，消渴解酒，夏天冰飲能沁涼心脾、疏鬆筋骨、消除緊張；冬天熱飲能暖胃祛寒，順暢胃氣，改善四肢冰冷僵硬、嘔逆不止現象。
- **薑**能除體內穢氣，增進體能、疏筋活血、靈活關節。

舒眠解壓看這裡
- 飲用甘蔗薑汁能解除壓力，並舒展筋骨、活絡血脈，對新陳代謝和氣血循環都有助益，並能改善睡眠狀態。

誰該喝照過來
- 一般人皆適宜，但胃易脹氣、胃酸分泌失調者不宜一次多量。

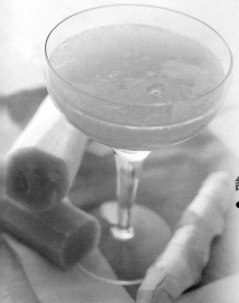

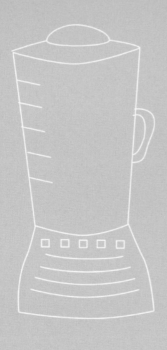

⊙草莓養樂多汁　⊙葡萄柚西洋芹汁　⊙鳳梨可爾必斯汁　⊙桃橙可爾必斯汁
⊙香瓜西瓜汁　　⊙木瓜優酪乳汁　　⊙火龍果鳳梨汁　　⊙紫萵苣鳳梨汁
⊙芭樂梅子汁　　⊙韭菜鳳梨汁

健胃整腸
幫助消化

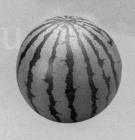

Good Body
for You

食物進入體內，經過一定過程與時間的消化、吸收、排泄等，如果腸子蠕動不暢，消化後之廢物在大腸內積滯過久，水份被吸收，無法順利排便，即造成便秘。

便秘的原因不一，有心因性、有飲食不當，也有因機能性引起的，可藉由多攝取富含纖維質的蔬果，搭配含益菌乳酸菌的飲品，並多喝水，以促進腸子蠕動，清除宿便，並改善排泄習慣。

至於心因性便秘，則要靠個人養成每天固定按時的排便習慣，如有便意要立即如廁，此習慣從小培養更好。

此外，運動也是刺激腸子蠕動的好方法；從運動、挑選飲食種類、補充足量水份到按時排便，自能通暢無阻。

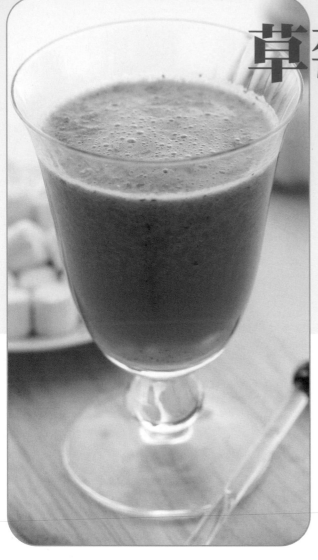

草莓養樂多汁

排除宿便及脹氣、芳香口氣

🍅 材料

養樂多2瓶、草莓50克

🫙 做法

1. 草莓去蒂，洗淨，放入果汁機。

2. 倒入養樂多攪打均勻即可飲用。

健胃健腸看這裡

● 多喝草莓養樂多汁，能促進腸子蠕動，防止便秘、脹氣，並除口臭，芳香口氣；同時能改善膚質、紓解身心壓力，發揮美容瘦身、愉悅心情之效果。

蔬果IQ

● **草莓**含多種營養素，最重要的是維生素C，能促進腸內益菌的繁殖，能軟便防便秘。

● **養樂多**含有乳酸菌，可以保持腸內清潔，並可以消除因腸內容物的腐敗引起的口臭，防止便秘、宿便和腸內脹氣。

誰該喝照過來

● 一般人都合適，特別是常便秘、放屁、皮膚粗糙或黑乾者可以多飲用，但腸胃炎、腹瀉者不宜。

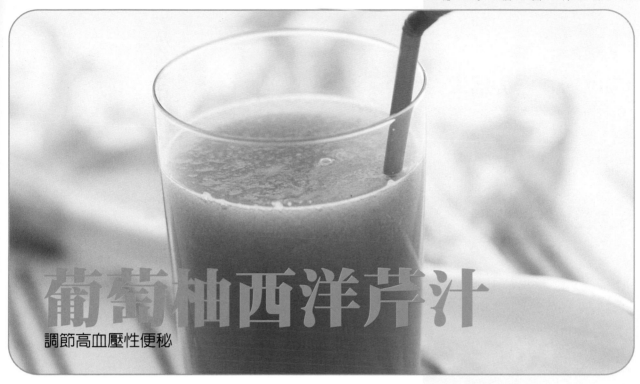

葡萄柚西洋芹汁

調節高血壓性便秘

材料

葡萄柚1個、西洋芹50克、蜂蜜2小匙、冷開水100c.c.

做法

1. 葡萄柚洗淨,切半搾汁。
2. 西洋芹洗淨,切小段,倒入果汁機加水攪打均勻。
3. 將葡萄柚汁、西洋芹汁混和,加入蜂蜜拌勻即可飲用。

蔬果IQ

● 芹菜含有維生素 P,可降低毛細管通透性,以降低血壓血脂,又含豐富纖維質,可以幫助排便,令人神清氣爽。

健胃健腸看這裡

● 飲用葡萄柚西洋芹汁最能調節高血壓性便秘,並減輕頭暈眼花、風熱頭痛、胃中濕熱等現象,還可防腦血管及心臟病變。

誰該喝照過來

● 高血壓、高血脂者可以此飲品為輔助飲料,每日適量飲用,但要與服用降壓降脂藥時間隔離2～3小時以上。

鳳梨可爾必斯汁

幫助消化、避免腸胃積滯

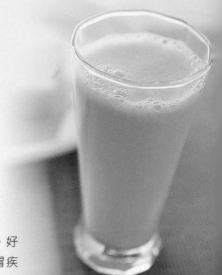

材料

鳳梨200克、可爾必斯50c.c.、冷開水200c.c.

做法

1. 鳳梨削皮切塊，放入果汁機，加水攪打約30秒，去渣。
2. 倒入容器內，加可爾必斯拌勻即可飲用。

蔬果IQ

● **鳳梨**所含酵素有助蛋白質之分解，避免消化不良、腸胃積滯；可爾必斯的主要成份之一是嗜酸菌類，是有益的腸內菌，能調節腸胃功能，增進食慾。

健胃整腸看這裡

● 多飲用可助消化、消暑止渴、強化腸胃功能，避免過多油脂堆積於體內，有助減輕體重。

誰該喝照過來

● 一般人都合適，特別是食量大，好吃肉者更應多喝，但胃潰瘍、胃疾者不宜。

桃橙可爾必斯汁

避免油脂堆積、做好體內環保

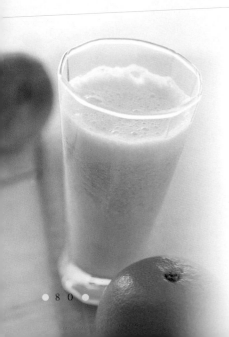

材料

桃子50克、柳橙50克、可爾必斯50c.c.、冷開水200c.c.

做法

1. 桃子去皮和核、柳橙去皮取瓣。
2. 將桃子、柳橙放入果汁機，加水攪打約30秒。
3. 倒入容器內，加可爾必斯拌勻即可飲用。

蔬果IQ

● **桃子、柳橙**都富含膳食纖維及果膠，容易消化且潤腸，能促使體內廢物快速排出，做好體內環保工作。

健胃整腸看這裡

● 飲用桃橙可爾必斯汁，清涼止渴，促進腸子蠕動，保持腸內有益菌的均衡狀態，有助清理腸中宿便，避免油脂堆積於體內，造成肥胖，衍生病變。

誰該喝照過來

● 人人都適合飲用，也適合當幼兒的副食品，唯每次飲用量5至10c.c.，即足夠。

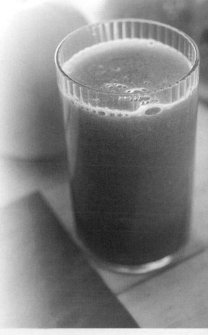

香瓜西瓜汁
清涼止渴、通利二便

材料

香瓜100克、西瓜50克、冷開水200c.c.、蜂蜜2小匙

做法

1. 香瓜洗淨削皮、去籽，切小塊，西瓜去皮去籽，切小塊。
2. 將香瓜、西瓜一起放入果汁機，加水攪打約30秒。
3 加入蜂蜜拌勻即可飲用。

蔬果IQ

● **香瓜、西瓜**都屬寒涼性水果，能止渴除煩熱，通利大小便，並能消痘疹痱子，通體內壅塞之氣。

健胃整腸看這裡

● 飲用香瓜西瓜汁，能提神醒腦、消除暑熱、清涼止渴、解除煩躁焦急，並暢通大小便、消炎皮膚及疹癢。

誰該喝照過來

● 適合在盛夏飲用，但避免晚上飲用，以防半夜腸胃不適；腸胃潰瘍、脾胃虛寒者不宜食用。

木瓜優酪乳
健脾胃助消化、活化防禦因子

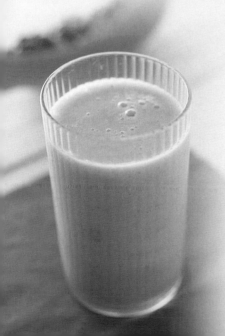

材料

木瓜100克、原味優酪乳200c.c.

做法

1. 木瓜洗淨削皮去籽，切小塊。
2. 放入果汁機，加優酪乳攪打均勻即可飲用。

蔬果IQ

● **木瓜**含有木瓜酵素等物質，有健脾胃、助消化、防便秘。
● **優酪乳**增加腸內好菌，刺激體內各種防禦因子，免疫機能可隨之提高。

健胃整腸看這裡

● 多喝木瓜優酪乳，能促進消化與排泄，活化各種防禦機制，提昇免疫力；並有促進成長發育、豐胸塑身的效益。

誰該喝照過來

● 人人都適合，唯腸胃不適、腹瀉、胃潰瘍者不宜多飲用。

火龍果鳳梨汁
助消化系統健康、減少腸胃障礙

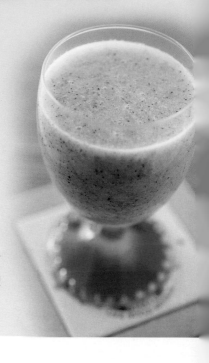

材料
火龍果200克、鳳梨50克、冷開水200c.c.、蜂蜜2小匙

做法
1. 火龍果洗淨削皮，切小塊，鳳梨洗淨切小塊。
2. 將火龍果、鳳梨一起放入果汁機，加水攪打約30秒。
3. 倒入容器內，加入蜂蜜拌勻即可飲用。

蔬果IQ
● **火龍果**、鳳梨分別含有菸鹼酸和消化酶，能促進消化系統健康，減少腸胃障礙，使人體能充份利用營養成份來增加能量。

健胃整腸看這裡
● 常喝能調理腸胃，幫助消化，減少腸胃系統病變，改善便秘及緩和腹瀉。

誰該喝照過來
● 一般人則都適合，腹瀉或便秘也可酌量飲用來調節機能，唯過敏性體質者不宜多喝。

紫萵苣鳳梨汁
降腸胃火氣，改善痔瘡便秘

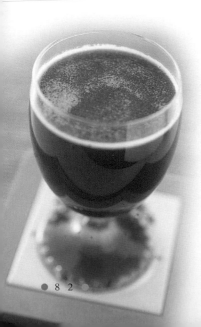

材料
紫萵苣100克、鳳梨50克、冷開水200c.c.、蜂蜜2小匙

做法
1. 紫萵苣洗淨，剝小片，鳳梨洗淨，切小塊。
2. 將紫萵苣、鳳梨放入果汁機中，加水攪打約30秒。
3. 倒入容器內，加入蜂蜜拌勻即可飲用。

蔬果IQ
● **紫萵苣**性味苦涼，能清熱降火、消煩止渴，並通利腸胃，對改善胃火大腸燥性之便秘有效；搭配高含膳食纖維之鳳梨，更強化通腸效果。

健胃整腸看這裡
● 多喝能消降胃火腸燥，改善口臭、口乾舌燥、咽喉炎等疼痛及痔瘡腫痛、便秘。

誰該喝照過來
● 一般人都適合，唯皮膚炎症嚴重、過敏者建議少喝。

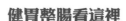

芭樂梅子汁
止瀉、調理慢性腸炎

🍅 材料
熟軟芭樂50克、梅子汁5c.c.、冷開水200c.c.

🥤 做法
1. 芭樂洗淨,不去籽,切小塊。
2. 將芭樂放入果汁機,加水攪打成汁。
3. 倒出過濾,加入梅子汁拌勻即可飲用。

蔬果IQ 💡
- 選用熟軟**芭樂**,可增添甘甜香醇口味。芭樂能止血止瀉,並調理慢性腸炎,降血糖,且是養顏美容,抗老防衰的優質水果。

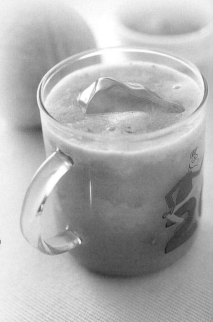

健胃整腸看這裡
- 多喝可清涼止渴、提神醒腦、開胸利膈,能改善腹瀉,調理慢性腸子發炎。

誰該喝照過來
- 人人皆適合飲用,唯嚴重便秘者,或胃酸分泌失調者不宜。

韭菜鳳梨汁
改善老年便秘、提高腸胃免疫功能

🍅 材料
韭菜50克、鳳梨100克、冷開水200c.c.、蜂蜜2小匙

🥤 做法
1. 韭菜去朽葉及根部老硬部份,洗淨,切段,鳳梨削皮洗淨,切塊。
2. 將韭菜、鳳梨放入果汁機,加水攪打約30秒過濾。
3. 倒入容器內,加入蜂蜜拌勻即可飲用。

蔬果IQ 💡
- **韭菜**所含膳食纖維較粗,有益胃腸蠕動,尤其適合腸子機能老化減弱容易便秘者,且有消痔、暖胃、降血壓血脂、提昇性功能等作用。

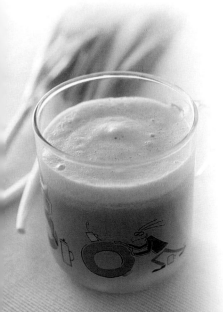

健胃整腸看這裡
- 常喝能改善習慣性便秘、痔瘡腫痛,調節血壓血脂,並抗菌抗炎、提高人體免疫力。

誰該喝照過來
- 最適合老年性便秘,一般人也都合適,唯口臭嚴重者不宜大量飲用。

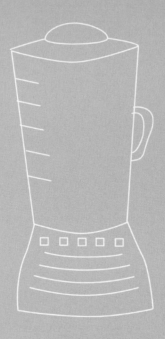

⊙蜂蜜枇杷汁　　⊙薄荷蘋果汁　　⊙紫蘇薑汁　　⊙金桔薑汁
⊙粉光杏仁汁　　⊙枇杷菊花汁　　⊙南瓜橘皮汁　⊙雪梨貝母汁
⊙檸檬綠茶　　　⊙大蒜檸檬汁

預防傷風感冒

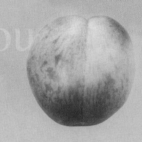

Good Body for You

要檢視個人免疫力的強弱，從過去一年中罹患感冒的次數，即可做簡單的判斷。如果一年當中都未感冒，其免疫力相對的強；如果經常感冒，且不容易復元，則你的免疫力就十分低落了，不只是感冒而已，其他方面的感染也比較容易上身。

感冒看似小病，卻有可能造成嚴重併發症，甚至危及生命。要預防感冒，最根本就是要提昇免疫功能，除了要有充裕睡眠與休息，定律運動、營養均衡之外，應多攝取能防治感冒、預防感染、增強免疫力的維生素Ｃ。維生素Ａ、Ｂ群也都有保健呼吸道，增強抗病力的作用。

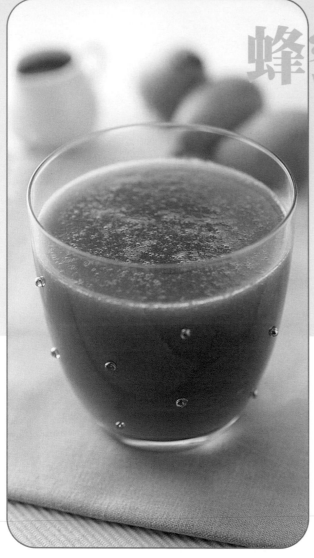

蜂蜜枇杷汁

清肺止咳、祛痰退熱

材料

枇杷5個、蜂蜜4小匙、冷開水200c.c.

做法

1. 枇杷洗淨剝皮、去籽。
2. 將枇杷放入果汁機，加水攪打成汁。
3. 倒入容器內，加入蜂蜜拌勻即可飲用。

預防感冒看這裡

● 飲用蜂蜜枇杷汁能潤喉潤肺，清除肺熱發燒、咳嗽痰濃，並有美化嗓音，改善口苦口乾、聲音沙啞的作用。

蔬果IQ

● **枇杷**含有蘋果酸、檸檬酸等有機酸，及維生素Ａ、Ｂ等，能清肺止咳、潤燥退熱，改善久咳不癒、痰濃不消。

誰該喝照過來

● 風熱感冒之際多喝可降熱、祛痰，長時間用嗓的族群亦可以此為潤喉輔助飲品。

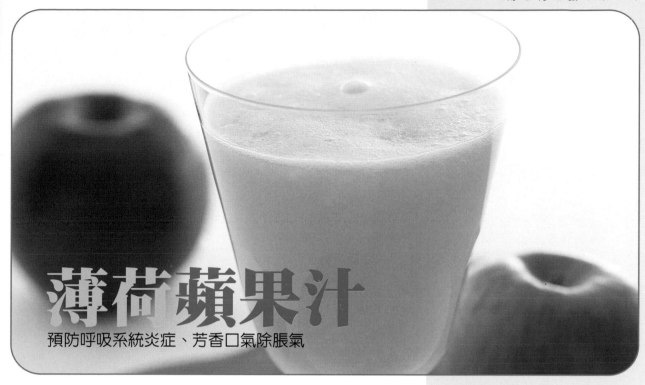

薄荷蘋果汁

預防呼吸系統炎症、芳香口氣除脹氣

材料

薄荷葉2片、蘋果150克、蜂蜜2小匙、冷開水200c.c.

做法

1. 薄荷葉洗淨,切細絲,蘋果削皮去籽,切小塊。
2. 將薄荷葉、蘋果放入果汁機,加水攪打成汁。
3. 倒入容器內,加入蜂蜜拌勻即可飲用。

蔬果IQ

● **蘋果**含有大量的抗氧化物,能防止自由基對細胞的傷害及低密度脂蛋白的氧化,含有豐富的果膠有獨特的保健價值。

預防感冒看這裡

● 多飲用薄荷蘋果汁能預防感冒及呼吸系統各器官炎症,並能祛除過敏及體內穢氣、消除食積腸脹氣。

誰該喝照過來

● 人人都適合,在流感病毒盛行之際可多飲用,但胃虛寒者不宜多喝;抽菸、喝酒者多喝能清香口氣。

紫蘇薑汁
防治感冒風寒、暖身祛寒

材料
紫蘇葉3片、薑5克、冷開水200c.c.、蜂蜜2小匙

做法
1. 紫蘇葉洗淨拭乾，切細絲，放入果汁機，加水攪打均勻。
2. 薑洗淨，磨成泥，取汁。
3. 將紫蘇汁倒出，加薑汁、蜂蜜拌勻即可飲用。

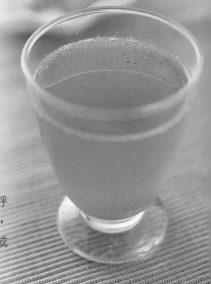

蔬果IQ
● **紫蘇葉**含有紫蘇醛的油脂成份，發出特有香氣，能通暢口鼻孔竅，減輕鼻塞，刺激汗腺分泌，能退燒、防治感冒風寒，祛痰止吐。

預防感冒看這裡
● 常喝能擴張皮膚血管，刺激汗腺排汗，防治風寒感冒，並暖身祛寒，改善畏寒、發燒、嘔吐、胸悶。生理期飲用還能減輕經痛症候群。

誰該喝照過來
● 平時以作為養生食療茶，能增強呼吸道的抗菌力；初患感冒時飲用，能減輕症狀，加速痊癒；生理期或長期待冷氣房者宜多喝。

金桔薑汁
化痰消積、潤利呼吸系統

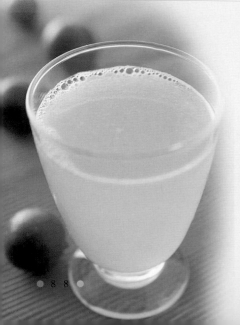

材料
金桔4個、薑5克、熱開水200c.c.、蜂蜜2小匙

做法
1. 金桔洗淨，切半搾汁。
2. 薑洗淨，磨成泥，取汁。
3. 將金桔汁、薑汁倒入容器，加水稀釋，稍涼後加蜂蜜拌勻即可飲用。

蔬果IQ
● **金桔**能緩和刺激排汗，同時能刺激氣管增加分泌，促使痰積、病菌排出，並能生津止渴、潤喉止痛、通暢鼻息。

預防感冒看這裡
● 多飲用金桔薑汁能祛寒暖身、化痰消積、潤利止呼吸道，增強呼吸系統抵抗流感的能力，即使受風寒也能早日康復。

誰該喝照過來
● 無論男女老幼都適合飲用，尤其在感冒病毒盛行期，或季節交替、冷熱無常之際，可增加飲用量。平日愛喝冷飲、多待冷氣房者多飲用。

粉光杏仁汁

止咳定喘、保護呼吸器官

材料

粉光參粉5克、杏仁粉10克、熱開水200c.c.、蜂蜜2小匙

做法

1. 粉光參粉、杏仁粉放入杯中，熱開水沖泡。
2. 加入蜂蜜拌勻即可飲用。

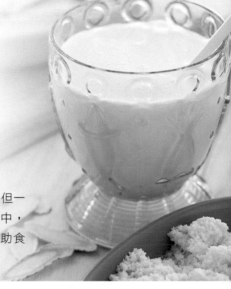

蔬果IQ

● **粉光參**為西洋參的一種，苦甘涼的性質能潤肺降火，改善虛熱喘咳、咳嗽有血絲、持續發燒等現象，能增進肺呼吸道抗流感的抵抗力。

● **杏仁粉**含有苦杏仁甙，能通暢肺氣而止咳定喘，並能潤腸，防止便秘。

預防感冒看這裡

● 止咳止喘的作用，平日飲用能增強呼吸器官的抗病力，萬一感染，症狀也會較輕微。

誰該喝照過來

● 一般人都可藉此飲品來保護肺部，但一次不宜大量飲用；兒童成長過程中，呼吸器官脆弱者，也宜以此為輔助食療，但小量即可。

枇杷菊花汁

防治上呼吸道感染、並除煩解悶

材料

枇杷2個、菊花6朵、蜂蜜2小匙、溫開水200c.c.

做法

1. 菊花放入杯中，以溫開水沖泡，燜5分鐘。
2. 枇杷洗淨剝皮，去籽，加入菊花茶中。
3. 加入蜂蜜拌勻即可飲用。

蔬果IQ

● **菊花**含有揮發油、菊甙、黃酮類等成份，具抗流感病毒作用，能疏風解鬱、緩和胸悶，對喘促、頭暈、頭痛、咳嗽、眼睛發昏有效。

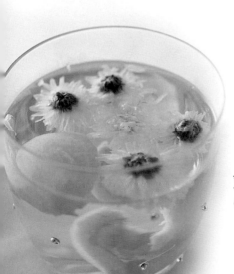

預防感冒看這裡

● 常喝能提昇預防感冒的能力，並可解除鬱悶、防治上呼吸道感染、支氣管炎、扁桃腺炎等症。

誰該喝照過來

● 人人都適合飲用，眼睛視力較差、退化較快者可多飲用。

南瓜橘皮汁

增強呼吸道過濾污濁空氣的能力

材料

南瓜150克、橘皮20克、冷開水200c.c.、蜂蜜2小匙

做法

1. 南瓜洗淨去籽，切塊，煮熟，去皮。
2. 橘皮洗淨，刮去內面白瓤，切細絲。
3. 將南瓜、橘皮絲放入果汁機，加水攪打20秒。
4. 倒入容器內，加入蜂蜜拌勻即可飲用。

蔬果IQ

● **橘皮**能提昇免疫系統功能，促進新陳代謝、刺激氣血循環，對防治感冒、抵禦流感和過敏有良效。

預防感冒看這裡

● 常喝能攝取豐富的β胡蘿蔔素、維生素C等抗炎防感冒成份，並增強呼吸道過濾污濁空氣的能力。

誰該喝照過來

● 人人皆宜，特別是喉嚨乾癢，有痰又吐不出者；長期置身污濁空氣及二手菸環境者要多飲用。

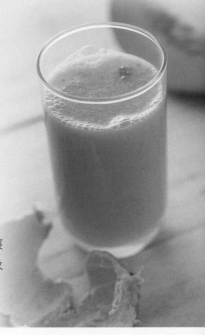

雪梨貝母汁

清熱潤肺、防治風熱感冒

材料

雪梨150克、川貝母粉5克、蜂蜜2小匙、冷開水200c.c.

做法

1. 梨子洗淨削皮去籽，切小塊。
2. 將梨子放入果汁機，加水攪打成汁。
3. 倒入容器內，加貝母粉、蜂蜜拌勻即可飲用。

蔬果IQ

● **貝母**含有生物鹼，能擴張支氣管平滑肌，促積痰排出，並清熱潤肺；還有消除煩躁、平和情緒、緩和焦慮不安。

預防感冒看這裡

● 飲用雪梨貝母汁能清熱解毒、潤肺消痰、降火退燒、利尿軟便，對防治風熱感冒、中暑有效，能緩和頭暈目眩、四肢痠痛乏力，口臭、便秘等症狀。

誰該喝照過來

● 適合熱症感冒，冷咳者：痰稀白、臉色蒼白、口鼻周圍青白者不宜。發音族群常喝可滋潤喉嚨、保護嗓音。

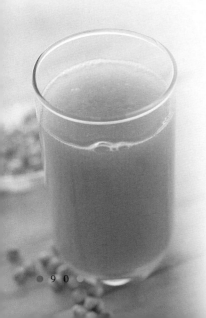

檸檬綠茶

提昇呼吸道抗污染能力

材料

綠茶包1袋、檸檬汁5c.c.、冰糖10克、熱開水200c.c.

做法

1. 茶包放入杯中，以熱開水沖泡，燜1分鐘，即取出茶袋。
2. 加入檸檬汁、冰糖拌勻即可飲用。

蔬果IQ

● **綠茶**所含兒茶酚及檸檬所含維生素C，都是增強免疫系統，提昇呼吸道抗污染能力、預防感冒、減少感染的重要物質，並有抗癌、抗腫瘤效果。

預防感冒看這裡

● 多飲用檸檬綠茶，可以增進抵抗力，防治感冒，同時也能增強皮膚抵抗紫外線的能力，有美白護膚作用。

誰該喝照過來

● 人人都適合，但是失眠者少喝，或是睡前不宜飲用。

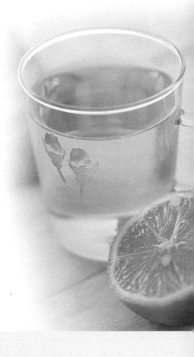

大蒜檸檬汁

增進體能、防治流感

材料

大蒜5克、檸檬汁5c.c.、蜂蜜2小匙、熱開水200c.c.

做法

1. 大蒜拍裂，剝棄膜，放入果汁機加水攪打均勻。
2. 倒入容器內，加檸檬汁、蜂蜜拌勻即可飲用。

蔬果IQ

● **大蒜**所含蒜素和大蒜辣素有抗癌抑癌的強效成份，還能順氣禦寒、祛咳化痰、防治感冒、提神醒腦、延續體力，提昇免疫功能，是公認的強壯物質。

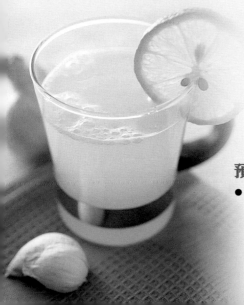

預防感冒看這裡

● 多飲用大蒜檸檬汁能增進體能，提昇免疫力，抑制細胞病變，不但防治流感，還能促進食慾、改善體質。

誰該喝照過來

● 生食大蒜的防疫效果大於煮熟的大蒜，人人都適合飲用，但口臭、發炎狀態下，痘疹蓄膿嚴重者不宜。

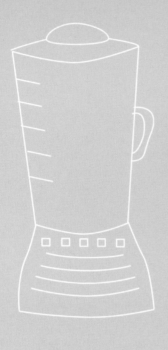

⊙草莓牛奶汁　　⊙香蕉木瓜牛奶汁　⊙香蕉芝麻汁　⊙山藥牛奶汁
⊙萵苣蘋果汁　　⊙蕃茄芝麻汁　　⊙蘋果油菜汁　⊙青江菜鳳梨汁
⊙綠花椰枸杞汁　⊙山藥牛蒡汁

預防骨質
疏鬆症

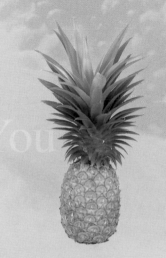

Good Body for You

醫學界稱骨質疏鬆症為寂靜之病，因為它無明顯的症狀，一旦發現有異常現象，骨質已流失30％以上，因此如何預防及延緩骨質疏鬆的發生，在平日即要注意加強運動、接受陽光，並從飲食中攝取可以強健骨骼的食物。

鈣質是人體骨頭最主要的成份，缺乏鈣，會使骨骼密度變小，呈現中空疏鬆、脆弱而容易骨折。20～30歲是全身骨質量最高峰，30歲以後鈣從骨中移出的比存積的多，更年期婦女因荷爾蒙分泌變化，流失更快，更要補充鈣質。

多攝食含維生素 D 的食物，可增加鈣、磷的有效利用，磷和鈣要互相作用才能製造健康的骨骼，牛奶、豆類、綠色蔬菜、魚類、核果類可健骨，少喝咖啡並戒菸及酒，才是正確養生之道。

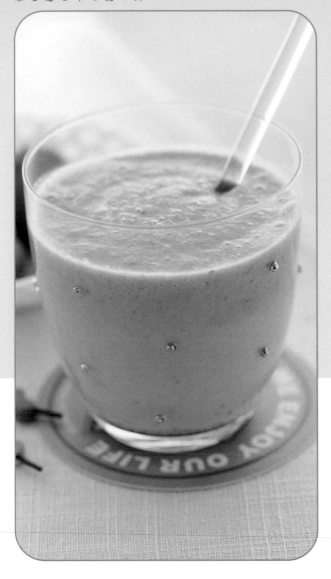

草莓牛奶汁

維持強健的骨骼及健康的牙齒

🍅 材料

鮮奶200c.c.、草莓50克、蜂蜜1小匙

🫖 做法

1. 草莓洗淨去蒂，放入果汁機加鮮奶攪打成汁。
2. 加入蜂蜜拌勻即可飲用。

防骨質疏鬆看這裡

● 多飲用草莓牛奶汁能保健骨骼與牙齒，預防骨質疏鬆；並能強化神經系統之傳達機能，維持心臟血管健康及關節靈活。同時也是抗憂鬱、養顏的飲品。

蔬果IQ 💡

● **牛乳**是鈣質、維生素D的重要來源，而且容易被人體吸收利用，製造強健的骨骼和牙齒。
● **鈣質**最好從食物中獲得，天天喝牛奶250～500c.c.，可以預防骨質疏鬆、軟骨病。
● **草莓**有「活的維生素C結晶」美譽，有美容塑身、美白肌膚，改善膚質，及紓解身心壓力等功效。

誰該喝照過來

● 人人都適合，尤其是骨質疏鬆高危險群，如更年期後婦女、老年人、壓力大、運動少、不曬太陽者更應多飲用。

香蕉木瓜牛奶汁

幫助成長發育、延緩骨骼老化

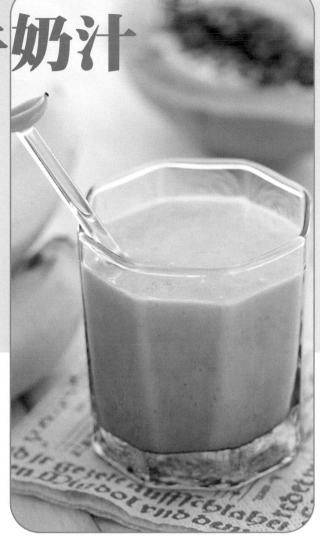

🍅 材料

香蕉半條、木瓜200克、鮮奶200c.c.、蜂蜜2小匙

做法

1. 香蕉切塊，木瓜去籽去皮，切塊。
2. 將香蕉、木瓜放入果汁機，加鮮奶攪打成汁。
3. 加入蜂蜜拌勻即可飲用。

防骨質疏鬆看這裡

● 多喝香蕉木瓜牛乳能健腸整胃，幫助骨骼的成長發育，預防骨質疏鬆，延緩老化，防止運動傷害，及肌肉抽筋，也是調節血壓的好飲品。

誰該喝照過來

● 一般人都適合，發育中、運動族群、便秘、高血壓、銀髮族可多喝，腎病的人則少量。

蔬果IQ

● **香蕉、木瓜**搭配鮮奶，能促進牛奶有益骨質的營養成份，更被人體充份吸收與利用。同時對腦髓和神經的形成與發育有重要的效益；也能生津止渴、美白潤膚，對胸部發育亦有幫助。

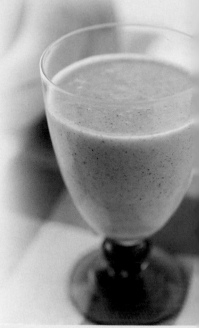

香蕉芝麻汁
促進骨細胞新生，並烏髮潤膚

材料

香蕉半條、黑芝麻粉5克、鮮奶200c.c.、蜂蜜1小匙

做法

1. 香蕉剝皮，切小塊放入果汁機。
2. 加入黑芝麻粉、鮮奶攪打成汁。
3. 倒入容器內，加入蜂蜜拌勻即可飲用。

蔬果IQ

● **芝麻**含有磷質、蛋白質，能與含鈣的牛乳交互作用，促進新的骨細胞之生成，並能提高記憶力及精神上的敏銳度。

防骨質疏鬆看這裡

● 常喝能促進骨細胞新生，並提高健腦益智，減少肌肉抽搐痙攣，並能烏髮潤膚、減緩早衰老化。

誰該喝照過來

● 一般人都合適，運動量大、少年髮白、中年老人及婦女、發育中都適合多喝，唯腸曲虛寒，常腹瀉、炎症者不宜。

山藥牛奶汁
打造優質骨本、緩和更年期症候群

材料

山藥100克、鮮奶200c.c.、蜂蜜2小匙

做法

1. 山藥削皮，洗淨，磨成泥。
2. 加入鮮奶，蜂蜜攪打均勻即可飲用。

蔬果IQ

● **山藥**富含磷質、鈣質，對保護骨骼，延緩骨質疏鬆有效；還含有皂甙，是合成女性荷爾蒙的前驅質，對更年期婦女的皮膚、骨質、情緒有助益。

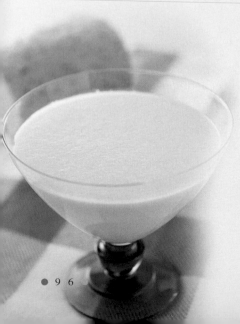

防骨質疏鬆看這裡

● 多飲用山藥牛奶汁，可促進骨骼成長發育，打造優質骨本，對牙齒、牙床的保健都有良效，並可緩和更年期身心症，提昇精力與體能。

誰該喝照過來

● 人人都適合，各種年齡層男女都可作為養生食療飲品，唯胃濕寒者不宜多喝。

萵苣蘋果汁

保健骨骼、便動作靈巧

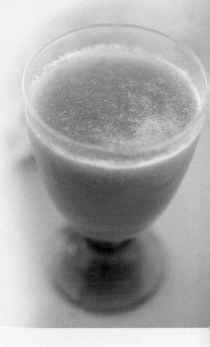 材料

萵苣100克、蘋果100克、蜂蜜2小匙、冷開水200c.c.

做法

1. 萵苣洗淨，剝小片；蘋果削皮去籽，切小塊。
2. 將萵苣、蘋果放入果汁機，加水攪打30秒。
3. 倒入容器內，加入蜂蜜拌勻即可飲用。

蔬果IQ

● **萵苣**和其他綠葉蔬菜一樣，都含有鈣質，除能預防骨質疏鬆、佝僂症、軟骨症之外，也能緩和失眠、幫助神經傳導。

防骨質疏鬆看這裡

● 常喝能增進骨骼和牙齒健康，對放鬆心情、消除緊張壓力也有效果；是健胃整腸、滋養美容、使動作靈巧的好飲品。

誰該喝照過來

● 人人都適合，有骨質疏鬆症狀或熟齡男女都可常飲用。

蕃茄芝麻汁

促進益骨元素交互作用、保健心血管

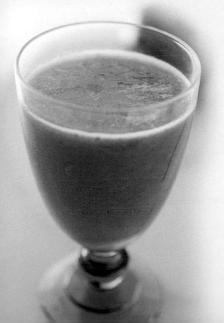

材料

蕃茄200克、黑芝麻粉5克、蜂蜜2小匙、冷開水200c.c.

做法

1. 蕃茄洗淨，切小塊。
2. 將蕃茄、芝麻粉放入果汁機，加水攪打成汁。
3. 倒入容器內，加入蜂蜜拌勻即可飲用。

蔬果IQ

● **蕃茄**除含抗氧化抗癌效果的茄紅素，還含鈣、鎂、磷、鐵等重要的微量元素，能增進免疫力，也能打造人體健康的骨本。

防骨質疏鬆看這裡

● 常喝能促進益骨元素交互作用，製造健康的骨骼與牙齒，並預防動脈硬化及心血管疾病，對防止皮膚乾燥暗斑也有效。

誰該喝照過來

● 任何年齡層都適合，脾胃虛寒者、腹瀉者不宜飲用。

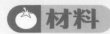 **材料**

蘋果50克、油菜50克、蜂蜜2小匙、冷開水200c.c.

做法

1. 蘋果削皮去籽，切小塊，油菜去根鬚，洗淨，切段。
2. 將蘋果、油菜放入果汁機，加水攪打成汁。
3. 倒入容器內，加入蜂蜜拌勻即可飲用。

蘋果油菜汁
預防骨折、避免彎腰駝背

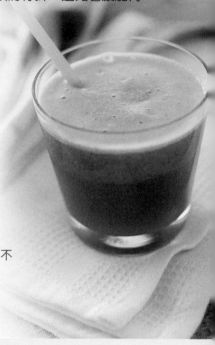

蔬果IQ

● **油菜**是綠葉蔬菜中含鈣量最豐富的，它的營養效果是多元化的，能強壯骨骼，保健牙齒、牙床，減少關節炎疼痛。

防骨質疏鬆看這裡

● 常喝能促進造骨功能，保護及防蛀牙，對牙齦出血亦見效，常飲用能增加鈣質攝取量，預防骨折、彎腰駝背。

誰該喝照過來

● 人人都適合，唯體質較燥熱者，不宜一次多量。

青江菜鳳梨汁
促進吸收鈣質、蛋白質，以壯碩骨骼

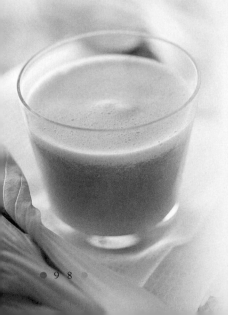

材料

青江菜50克、鳳梨100克、蜂蜜2小匙、冷開水200c.c.

做法

1. 青江菜剝開，洗淨，切段。
2. 鳳梨削皮洗淨切塊，與青江菜一起放入果汁機，加水攪打成汁。
3. 倒入容器內，加入蜂蜜拌勻即可飲用。

蔬果IQ

● **青江菜**除含豐富維生素 C 之外，鈣質、鐵質含量亦高，是素食者攝取鈣質的好食源；搭配有助蛋白質消化的鳳梨，能讓人體充份吸收營養素。

防骨質疏鬆看這裡

● 飲用青江菜鳳梨汁能幫助消化，吸收鈣質蛋白質以促進成長、壯碩骨骼，並紓緩精神壓力與憂鬱。

誰該喝照過來

● 一般人都適合，唯過敏性體質或腸胃潰瘍者不宜多量。

綠花椰枸杞汁
促進成長、強筋健骨

🍅 材料
綠花椰菜50克、枸杞子10克、溫開水100c.c.、蜂蜜2小匙、冷開水100c.c.

🥤 做法
1. 綠花椰切小朵，撕去梗子之硬皮，熱水中略燙、瀝乾。
2. 枸杞子以溫開水泡軟。
3. 將花椰菜、枸杞子（連水）放入果汁機，加冷開水攪打成汁。
4. 倒入容器內，加入蜂蜜拌勻即可飲用。

蔬果IQ 💡
- **綠花椰**菜富含鈣質，搭配能刺激機體成長、有生理活性的枸杞子，更能發揮強筋健骨，減輕腰痠腳痛、關節僵滯的現象。

防骨質疏鬆看這裡
- 飲用綠花椰枸杞汁不但能抗癌、抗氧化，也是促進成長、強健筋骨、壯碩體格的重要飲品。

誰該喝照過來
- 一般人都適合，唯含鉀量較豐富，腎病者、尿毒者不宜。

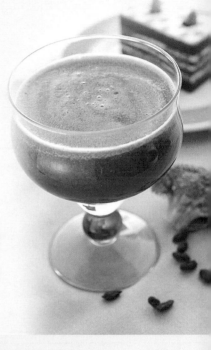

山藥牛蒡汁
調節抗病機能、壯碩體格

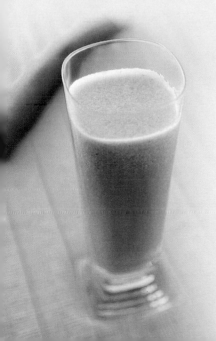

🍅 材料
山藥50克、牛蒡50克、蜂蜜2小匙

🥤 做法
1. 山藥削皮，洗淨，切小塊。
2. 牛蒡削皮，洗淨切片，放入熱水中煮約5分鐘，待涼。
3. 將山藥、牛蒡及蜂蜜放入果汁機攪打均勻即可飲用。

蔬果IQ 💡
- **牛蒡**含有蛋白質、鈣、鎂等有益骨細胞新生的物質，不但能平衡血液酸鹼值，更可壯筋骨、補腎陽、防範骨質疏鬆症。

防骨質疏鬆看這裡
- 多喝能壯碩筋骨，亦能滋補腎氣，調節抗病機能，增加受孕機率。

誰該喝照過來
- 適合一般人飲用，尤其是需要大量使用腰力、長期站著工作、或腎虛、不易受孕者，可增加飲用量。

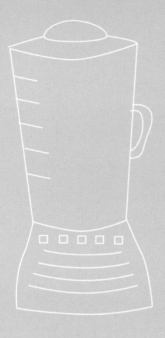

⊙芽菜精力汁　⊙杞葉南瓜精力汁　⊙蕃茄胡蘿蔔汁　⊙胡蘿蔔綜合果汁
⊙芥菜高麗菜汁　⊙奇異果蜂蜜汁　⊙芒果綠茶汁　⊙胡蘿蔔菠菜汁
⊙芹菜蘋果紅椒汁　⊙草莓豆漿汁

抗病防癌

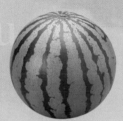

　　聞癌色變，各種癌症的死亡率，在國人十大死亡病因中名列前茅，因為文明環境中，處處充斥著致癌的誘因，加上人體因年齡日增，體內的自由基氧化，產生老化、免疫力降低，細胞異常分裂，惡化成癌細胞的現象。

　　如能有效抑制自由基的活化，延緩氧化速度，對抗癌防癌就能發揮效果。除了加強運動、鍛鍊體能、規律起居步調、調整飲食，攝食能抗氧化、增強免疫力、抗癌制癌的食物，則健康又多一層保障。

　　維生素A、C、E、β胡蘿蔔素、茄紅素等，被公認為抗老防癌的急先鋒，多食用含此類營養素的食物，自然提昇抗癌指數；同時要能有效釋放壓力，又多一層防護。

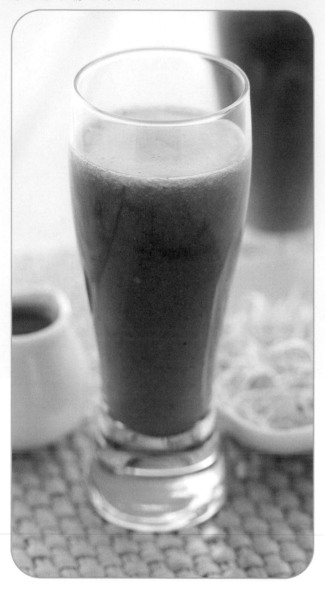

芽菜精力汁

增強抗體、活化細胞、預防腸胃癌變

🍅 材料

苜蓿芽20克、豌豆芽20克、胡蘿蔔10克、冷開水
200c.c.、蜂蜜2小匙

🧃 做法

1. 胡蘿蔔洗淨，削皮，切小片。
2. 苜蓿芽、豌豆芽洗淨，瀝乾，和胡蘿蔔一起放入
   果汁機，加水攪打成汁。
3. 加入蜂蜜拌勻即可飲用。

抗病防癌看這裡

● 多喝芽菜精力汁能補給營養、增
進體能、活化細胞、增強抗體，讓人
每天精力充沛。

● 常喝還會清除腸胃穢氣、健胃整
腸、預防胃、大腸、直腸發生癌
病變。

蔬果IQ

● **芽菜**是各種植物的成長點，含有豐富的維生素
C、E葉酸及多種礦物質，提供維持生理機制的基
本要素、提高抗體、調節血壓血脂。

● **胡蘿蔔**所含β胡蘿蔔素，能保護組織、器官健
康，掃除自由基，發揮相當好的抗老作用。

誰該喝照過來

● 一般人都適合，尤其是平
日不喜歡攝食蔬菜水果、容
易便秘者更要加量。

杞葉南瓜精力汁

穩定體內細胞狀態、旺盛生命力

材料

枸杞葉50克、南瓜20克、蜂蜜3小匙、冷開水250c.c.

做法

1. 南瓜洗淨，去籽，切塊，煮熟去皮。
2. 枸杞葉洗淨，摘葉去梗，和南瓜放入果汁機，加水攪打成汁。
3. 加入蜂蜜拌勻即可飲用。

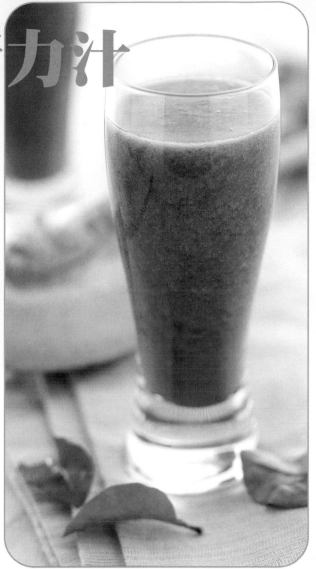

抗病防癌看這裡

● 多飲用杞葉南瓜精力汁能穩定細胞狀態，避免受自由基干擾，而能延緩老化，抑制細胞癌變。

● 此飲品還能供給能量、滋補體力、促進肝細胞再生，維護解毒機制。

誰該喝照過來

● 這是一道緩和平順的補食飲品，男女老幼都適合。

蔬果IQ

● **枸杞葉**含有甜菜鹼、胺基酸、黃酮甙等，能抗老防衰、增強免疫力，穩定體內細胞、防止癌變。

● **南瓜**含有維生素A、β胡蘿蔔素及多種礦物質，能抗老防衰、預防成人病和癌症，並助肝細胞再生，能旺盛生命力。

蕃茄胡蘿蔔汁

增強防護能力、提昇抗癌效果

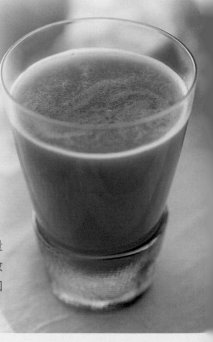

材料

蕃茄100克、胡蘿蔔50克、冷開水200c.c.、鹽2克

做法

1. 蕃茄洗淨，切小塊，胡蘿蔔洗淨削皮，切小塊。
2. 將蕃茄、胡蘿蔔放入果汁機，加水攪打成汁。
3. 倒入容器內，加鹽拌勻即可飲用。

蔬果IQ

● **蕃茄**含紅素能抑制癌細胞增多和擴散，對預防消化道、子宮頸、乳腺、前列腺、卵巢、肺部等部位癌變有一定效果。

抗病防癌看這裡

● 常喝，能增強防護能力、升高抗癌的效果，保健身體組織器官。

誰該喝照過來

● 人人適合，只要在空腹時不要大量飲用，也不宜短時間內大量，會致皮膚發黃，只要調整飲用量即能回復自然顏色。

胡蘿蔔綜合果汁

開胸利肺、防範肺癌

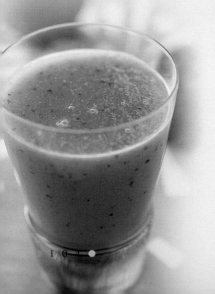

材料

胡蘿蔔50克、李子50克、桃子50克、蜂蜜3小匙、冷開水200c.c.

做法

1. 胡蘿蔔洗淨削皮，切小塊，李子洗淨去籽，桃子洗淨，削皮去籽，切小塊。
2. 將胡蘿蔔、李子、桃子放入果汁機，加水攪打成汁。
3. 倒入容器內，加入蜂蜜拌勻即可飲用。

蔬果IQ

● **李子**、**桃子**都含有多種維生素、礦物質及胺基酸，對牢固細胞組織、形成膠原組織都具有影響力。

抗病防癌看這裡

● 常喝能開胸利肺、降壓功效：強心，且能抗癌，特別是能防範肺癌。

誰該喝照過來

● 大多數人都適合，但容易胃脹腸氣的人應減少飲用，因桃子、李子都會引起脹氣。

芥菜高麗菜汁

治療腸胃潰瘍、預防腸系癌變

🍅 材料

芥菜50克、高麗菜50克、荸薺1個、冷開水200c.c.、鹽2克

做法

1. 芥菜洗淨，切段，高麗菜洗淨，剝小片；荸薺削皮洗淨、切片。
2. 將芥菜、高麗菜、荸薺放入果汁機，加水攪打成汁。
3. 倒入容器內，加鹽拌勻即可飲用。

蔬果IQ 💡

● **芥菜**含有多種維生素、礦物質及纖維素，能清理腸胃，防腸系癌變；高麗菜特含有維生素U，是治療腸胃潰瘍的重要食材。

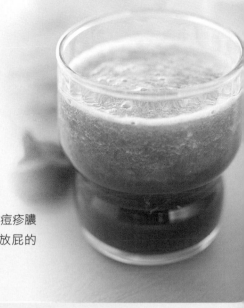

抗病防癌看這裡

● 常喝能治療腸胃潰瘍，促使患部組織再生，並能防範腸系癌變。

誰該喝照過來

● 人人皆宜，但火氣大、口臭重、痘疹膿腫者不要多喝；容易脹氣、常放屁的人應少喝。

奇異果蜂蜜汁

抗老防衰、美化容姿、祛勞抗壓

🍅 材料

奇異果2粒、蜂蜜2小匙、冷開水200c.c.

做法

1. 奇異果削皮，切片。
2. 將奇異果放入果汁機，加水攪打成汁。
3. 倒入容器內，加入蜂蜜拌勻即可飲用。

蔬果IQ 💡

● **奇異果**含豐富維生素C和B群，是抗壞血病，保護細胞膜，並能避免脂肪堆積，以防增加血液中的過氧脂肪，產生老化。

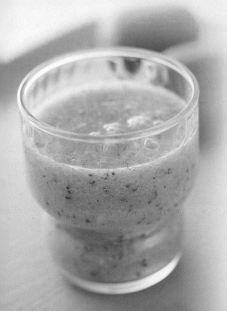

抗病防癌看這裡

● 常喝能美白護膚、抗老防衰、保健心血管、減輕疲勞感，提高抗壓指數，令人清爽有活力。

誰該喝照過來

● 人人都適合，但空腹時不宜大量喝飲，脾胃虛寒的人應減少飲用。

芒果綠茶汁

促進新陳代謝、抗老化防癌變

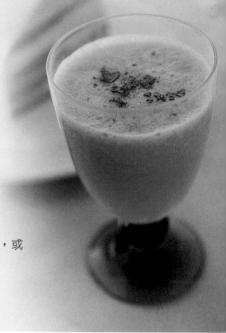

材料

芒果200克、綠茶粉5克、冷開水200c.c.、蜂蜜2小匙

做法

1. 芒果洗淨削皮，切片。
2. 將芒果放入果汁機，加水攪打成汁。
3. 加入綠茶粉，蜂蜜拌勻即可飲用。

蔬果IQ

● 芒果富含維生素A、C，能抑制自由基氧化，維持良好精神狀態；綠茶所含兒茶酚是強效抗癌成分，促進新陳代謝、瘦身消脂、化體內濁膩。

抗病防癌看這裡

● 常喝有美容、防癌、抗老作用，並維持清新、芳香口氣，減少文明病變。

誰該喝照過來

● 一般人都合適，但過敏性皮膚，或胃弱、失眠的人不要多喝。

胡蘿蔔菠菜汁

維護視力、保健神經系統

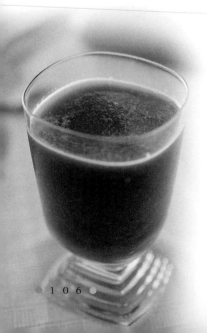

材料

胡蘿蔔100克、菠菜50克、冷開水200c.c.、鹽2克

做法

1. 胡蘿蔔洗淨削皮，切小塊，菠菜去根鬚，洗淨切段。
2. 將胡蘿蔔、菠菜放入果汁機，加水攪打均勻。
3. 倒入容器內，加鹽拌勻即可飲用。

蔬果IQ

● 胡蘿蔔、菠菜有助消化，能散去腸中滯氣毒素，並能降血壓，改善貧血，協助製造抗體，延緩細胞老化。

抗病防癌看這裡

● 常喝能維護視力、減輕眼睛疲勞、維持神經組織正常功能，並具抗癌作用。

誰該喝照過來

● 人人都適合，特別是電腦族群、莘莘學子等耗用眼力多的族群可多喝，唯泌尿道結石者不宜飲用。

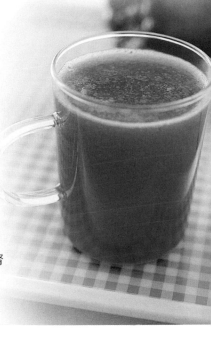

芹菜蘋果紅椒汁

降低各種癌症的罹患率

🍅 材料

西洋芹菜50克、蘋果50克、紅甜椒30克、蜂蜜2小匙、冷開水200c.c.

🫙 做法

1. 西洋芹菜洗淨，削皮切片，蘋果洗淨削皮，去籽，切小塊。
2. 甜椒洗淨去籽，切小塊。
3. 將芹菜、蘋果、甜椒放入果汁機，加水攪打均勻。
4. 倒入容器內，加入蜂蜜拌勻即可飲用。

蔬果IQ

● **紅甜椒**富含茄紅素，這是抑制活性氧能力最強的營養成份，能阻止壞的膽固醇氧化，降低各種癌症的罹患率。

抗病防癌看這裡

● 常喝能健胃整腸，驅逐腸內廢物，清暢腸胃，使免於受細胞癌變之威脅，並有塑身減重、養顏美容效果。

誰該喝照過來

● 一般人都適合，血壓高者可加量，但腎病、尿毒者不宜。

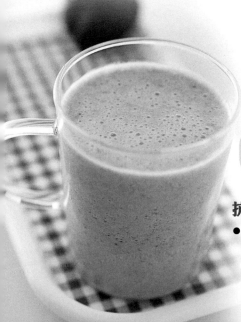

草莓豆漿汁

激發抗病抗癌潛能

🍅 材料

草莓100克、豆漿200c.c.、蜂蜜2小匙

🫙 做法

1. 草莓去蒂，洗淨，切半。
2. 將草莓放入果汁機，加豆漿攪打均勻。
3. 倒入容器內，加入蜂蜜拌勻即可飲用。

蔬果IQ

● **草莓**含維生素C、葡萄糖、胺基酸等多種營養成份；豆漿含胺基酸和多種人體必需的微量元素，能防心血管疾病、癌症及早發性癡呆失憶。

抗病防癌看這裡

● 常喝能活絡生理活動，激發抗病潛能，防癌抗老，預防癡呆失憶，並有良好的潤澤、緊緻肌膚的效果。

誰該喝照過來

● 人人都適宜，唯喉中痰積吐不出者少飲用。

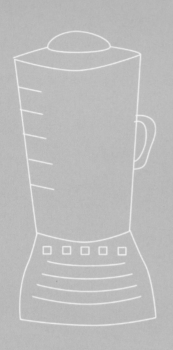

- ⊙玫瑰參棗茶
- ⊙防風甘草茶
- ⊙防疫清咽茶
- ⊙蔥白豆豉汁
- ⊙青花苗柳橙汁
- ⊙甜椒高麗菜汁
- ⊙奇異果苦瓜汁
- ⊙萵苣蔬果汁
- ⊙胡蘿蔔堅果汁
- ⊙葡萄枸杞汁
- ⊙橙皮綠茶
- ⊙藕粉梨汁
- ⊙桑菊連翹薄荷茶
- ⊙陳皮紫蘇桂花汁
- ⊙金銀花甘草汁
- ⊙荷葉洛神花茶
- ⊙大蒜蜂蜜汁
- ⊙生薑金桔乾茶
- ⊙杞菊黑豆汁
- ⊙菊花杏仁汁

抗流感
提升免疫力

近幾年來SARS、H1N1新流感突然流行，讀者在生活居家的飲食中，有哪些可以DIY做好個人保健的呢？最簡單的，每天只要飲用200至500c.c.的蔬果汁、茶汁，當病菌入侵時，就能達到自我修補能力。

本篇中介紹了許多中藥材，都具有清熱解毒、抵抗病毒、增強免疫功能等效果，只要搭配得宜，都能發揮一定抗流感、治感冒的作用。另外，蔬菜水果含有多種維生素、礦物質、膳食纖維，多吃對身體有正向影響，可強化免疫系統，增強對流感的抵抗力，並促進新陳代謝，能防止感冒、消除疲勞。

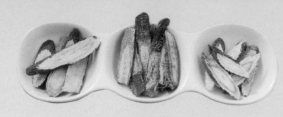

這三種藥材的外觀很像，
常讓人分不清楚，
從左到右分別是甘草、防風和黃耆。

你應該知道
抗流感推薦10大中藥

許多中藥材都具有清熱解毒、抵抗病毒、增強免疫功能等效果，只要搭配得宜，都能發揮一定抗流感、治感冒的作用；但是，不建議長期服用單味藥，即使其抗菌力再強，都應適度調節與變換，用藥以複方為佳，可使藥效相輔相成。以下介紹10種中藥，都具有特別的功效，可參照p.112～123製成茶汁飲用。

1.黃耆：是使用最廣泛的中藥之一，能維護呼吸系統、增強體質、抵禦感冒、促進血液循環、提高免疫功能、提振精神，並對多種細菌有抗菌的作用。

2.防風：善治一般的感冒，有發汗、解熱、祛風、鎮痛的作用，可紓緩感冒頭疼頭重、鼻塞，並能止咳祛痰，促汗排出進而退燒，並且緩和風濕性關節疼痛。

3.金銀花：有清熱解毒、涼血化淤、消炎殺菌，利尿消腫的作用。善於防治流感，紓緩感冒咳嗽痰黏、頭痛頭脹、口乾舌燥、咽喉腫痛、發燒、鼻塞、濃涕等症狀。

金銀花

4.板藍根：具有抗病毒作用，尤其是流感病毒，對防治季節交替常發生的流行性感冒、肺炎等有一定效果，可清熱解毒、涼血退燒、消炎止痛、提神醒腦。

5.桔梗：是保養喉嚨的良藥，有抗菌消炎、散寒解熱、潤肺祛痰、止咳化痰的作用。還可以清咽潤肺、消腫喉炎、止頭暈痛、治眼紅腫，並生津止渴、清暢喉嗓。

6.桑葉：有祛風清熱、涼血明目的功效，對感冒發熱、頭痛、目赤、口渴、咳嗽，緩解感冒頭痛、咳嗽扁桃腺炎有效，並止腸胃性感冒的腹瀉。

7.菊花：有清熱解毒、明目降壓、清利咽喉的功效，舒緩病毒侵襲的病毒性感冒所引起的症狀，能退燒清神、改善頭痛、消減目赤腫痛，以及咽喉疼痛。

薄荷葉

8.薄荷：是中醫常用的發汗解熱劑，善治感冒頭痛，能發汗散熱、消炎解毒，並能消腹脹，還具有提神醒腦、紓解身心壓力、平衡精神狀態的效果。

9.連翹：善於疏散肺熱、消炎抗菌、清熱解毒，對流感感染或感冒初起而發熱、頭痛、口渴等症狀有紓解作用。另有排膿止痛、利尿消腫、清心除煩的效益。

10.麥門冬：除了具滋陰潤肺、清心除煩的作用，潤肺防流感、祛痰止咳、清熱除煩效果明顯，善治咽喉腫痛、心煩口渴，改善呼吸不順暢、咽乾咳嗽、胸悶胸痛。

抗流感最佳10美蔬果

蔬菜水果含有多種維生素、礦物質、膳食纖維，多吃對身體有正向影響，可強化免疫系統，增強對流感的抵抗力，並促進新陳代謝，能防止感冒、消除疲勞。此外，多吃蔬果可保護心血管健康，防治多種文明病變，並防癌抗老化。以下這10種蔬果，具有可抗流感的效果，可參照p.112～·123製成蔬果汁飲用。

1.蔥：有較強的殺菌作用，有解除輕症感冒，輕度刺激呼吸道、汗腺、泌尿道，以及發汗、祛痰、利尿等效果。另可促進消化液分泌，能健胃消食、促進食慾。

2.甜椒：是蔬菜中維生素A和C含量最高的，能增強免疫力，抑制自由基活動，活化細胞組織功能，促進新陳代謝，減少癌症發生率，並保護視力。

3.奇異果：含高量維生素C，可強化免疫系統，增進抗流感作用，並順暢血流、降血壓、鎮靜安神。此外，亦可抑制憂鬱症、補充腦力、幫助睡眠、減少腸胃脹氣。

4.苦瓜：有清熱解暑、清心解勞，調整免疫力、抗病毒感染的作用，對提高人體免疫功能、降血糖有一定的效果。同時可改善體脂肪分佈，輔助減重瘦身。

5.檸檬：富含維生素C、有機酸，有強勁殺菌力，能增進呼吸道抗菌能力，提高免疫功能、克服感冒，並消除疲勞、抗老防衰，對防止骨質疏鬆亦具有良效。

6.橙皮：具有抗炎、抗病毒作用，有消炎、祛痰、鎮咳、利尿、止逆、止胃痛等效果，可調節抗病力，防治流感，改善手腳冰冷，並維護毛細血管的健康。

7.梨子：不僅有助於清心潤肺，生津潤喉，還可紓緩支氣管炎、上呼吸道感染而咽乾舌燥、咽喉腫痛、痰黏稠而音啞。

8.大蒜：是天然的抗生素，可預防流感，提高免疫力，促進新陳代謝，並有強力抗菌、抑菌作用。

9.生薑：能散風寒、止嘔化痰、止咳停喘、消脹止瀉，能促進血液循環，保暖祛寒，預防感冒著涼。

10.萵苣：能維護肺呼吸系統，增加人體對流感病毒的抵抗力。可生津止渴、利尿退燒、供給能量與活力，並促進新陳代謝，提升睡眠品質，亦是抗癌良蔬。

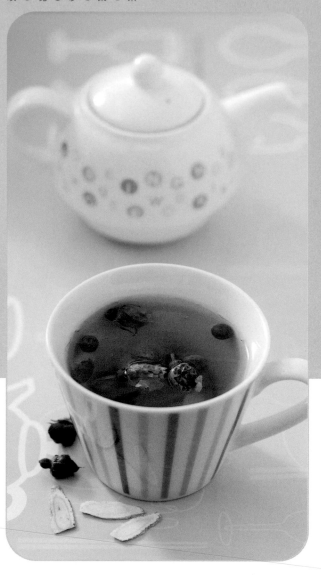

玫瑰參棗茶

強肝保肝、提高免疫功能和抗病毒感染能力

🍅 材料

玫瑰花、西洋參、黃耆、枸杞子、去籽紅棗各3克、冷開水800c.c.、冰糖3克

🫙 做法

1. 將除玫瑰花以外的材料加水煮沸。
2. 轉小火續煮至剩500c.c.的量,加入玫瑰花煮開,酌加冰糖即可飲用。

抗流感看這裡

● 玫瑰參棗茶有強化體能作用,能活化肝細胞解毒功能,增強機體新陳代謝,提高抗病毒感染的能力。同時,還有抑制多種致病菌的作用,常飲用能增進免疫力,並疏肝解鬱、鎮靜助眠、愉悅心情。

● 為防治流感、紓解壓力、提升睡眠品質,建議多飲用玫瑰參棗茶,有益健康。

蔬果IQ 💡

● **玫瑰花**善於疏肝解鬱、調整自律神經,以及緩和適應障礙症及輕度憂鬱症。

● **西洋參**能調整免疫系統、增強淋巴球吞噬作用,幫助身體對抗外來的細菌和病毒感染。

● **黃耆**能保健呼吸系統,提高免疫功能,預防感冒。還能強健補身,促進全身血液循環,改善頭昏疲倦。

● **枸杞**能調節免疫功能、保肝和抗衰老,改善容易疲勞、食慾不振和視力模糊。

誰該喝照過來

● 一般人都適合,特別是免疫力低,或者容易緊張焦慮、抗壓能力低、常失眠者,可多飲用。

防風甘草茶

祛風寒、鎮咳嗽、除風濕、止疼痛

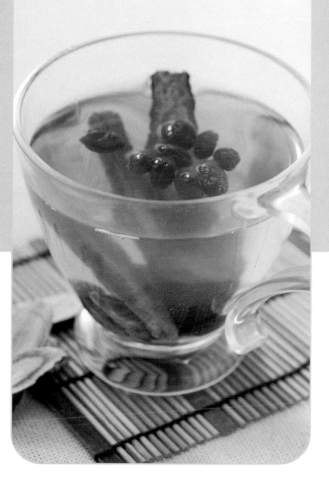

材料

防風6克、甘草、黃耆、枸杞子各10克、沸水
800c.c.、冰糖3克

做法

1. 藥材以清水沖淨，加沸水沖泡。
2. 燜10～15分鐘，濾渣取出汁液，加冰糖即可飲用。

抗流感看這裡

● 防風甘草茶能治感冒頭痛、四
肢關節僵滯、過敏性皮膚搔癢，並有
效改善偏頭痛、頭痛頭暈、發燒汗不出
之症狀。

● 常飲用能治療全年四季感冒輕微
症狀，並預防感冒。

誰該喝照過來

一般人都適合，特別是因
感冒而倦怠乏力、心悸氣短、
咳嗽痰多、頭痛頭暈者，可多
飲用。平時亦可作為抗流感
的預防性茶飲。

蔬果IQ

● **防風**有發汗、解熱、祛風、鎮痛作用，能緩和風濕性
關節疼痛，並有效紓解外感風邪的頭痛頭重。外感風
邪是一般的感冒，會有頭疼頭重、鼻塞，有時有明顯
輕度發燒。

● **甘草**具有抗炎、抗病毒和抗過敏的作用，能消炎止
痛、清熱解毒、祛痰鎮咳，緩解咳嗽、痰積、咽痛，
並可改善脾胃虛弱。

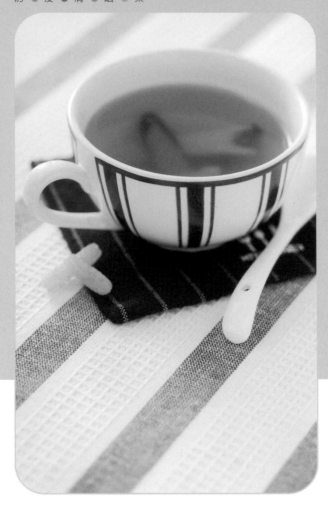

防疫清咽茶

增強免疫力抗病毒、維護呼吸道健康

材料

金銀花、板藍根、麥門冬各6克、桔梗、甘草各3克、綠茶包1袋、水1,200c.c.、冰糖3克

做法

1. 藥材以清水沖淨,加水以大火煮開。
2. 轉小火煮至剩600c.c.的量,濾渣取出汁液沖泡綠茶。
3. 加冰糖拌勻即可飲用。

抗流感看這裡

● 防疫清咽茶能防暑降溫、清火潤喉、疏散風熱、潤肺化痰,有清肝明目、解咽喉腫痛、止咳抗病毒等功效,舒緩流行性感冒初期高燒頭痛的現象。

● 常飲用能防治感冒、保護喉嚨、通筋活絡,並增強防疫能力。可提高免疫力及對抗病毒的功效。

蔬果IQ

● **金銀花**能清熱退火、消炎解毒、涼散風熱、利尿、解菌毒,治療喉嚨發炎、癰腫疔瘡,對風熱感冒發燒有效。

● **板藍根**能清熱解毒、涼血利咽,能退燒、解口乾、止咽痛,可預防流感、腮腺炎、扁桃腺炎。

● **麥門冬**能清心潤肺、祛痰止咳、瀉熱除煩,治咽喉腫痛、心煩口渴,改善暑熱汗多、心煩口乾、心慌氣短等現象。

● **桔梗**能散寒解熱、止頭痛,對眼赤腫痛、咽乾喉痛有效,並有生津解渴、止咳化痰的功效。

誰該喝照過來

一般人都適合,特別是炎夏暑熱時多喝,可消熱解渴,防止風熱感冒、中暑發燒及口乾舌燥。但虛弱畏寒、臉色蒼白、唇白或青黑、胃寒腹瀉者不宜。

蔥白豆豉汁

預防感冒、化痰止咳、發汗散寒、通暢鼻塞

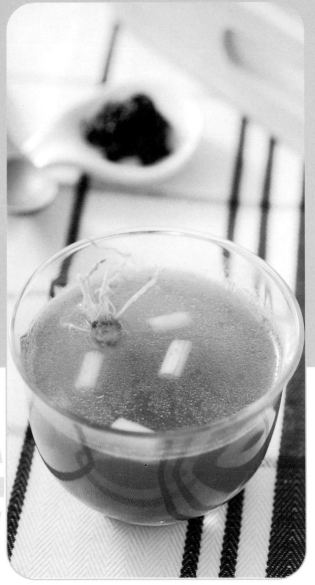

🍅 材料

蔥4棵、淡豆豉1小匙、水300c.c.

🫖 做法

1. 蔥取蔥白，不去根鬚，洗淨。
2. 將蔥鬚和豆豉，加水以大火煮開。
3. 轉小火續滾2分鐘，取出汁液趁熱飲用。

抗流感看這裡

● 蔥白豆豉汁是很方便又有效的家庭預防感冒良方，能治感冒初起，頭痛頭重、傷風鼻塞、清涕直流、頻打噴嚏、喉癢咳嗽。熱飲能發汗利尿、清熱除煩、祛痰鎮咳。

● 趁熱服飲，覆蓋棉被讓身體微微出汗，再換掉濕衣服，並避免吹到風，上述症狀即可減輕，並使體力較快恢復。

誰該喝照過來

一般人都適合，自覺有感冒徵兆即可趁熱飲用。

蔬果IQ 💡

● 蔥白含有揮發性辣素，有較強殺菌作用，並刺激汗腺、泌尿道、呼吸道，具有排汗、利尿、祛痰效果，進而防治傷風感冒。同時，還能促進血液循環、祛寒保暖，並刺激消化、增進食慾、強健體質。

● 豆豉能促進排汗、紓解肌肉痠痛、緩和傷風頭痛、消除煩躁鬱悶，改善傷風感冒、食滯不消化、頭痛發燒、畏寒骨痛、鼻塞痰多，保健呼吸系統效果佳。

甜椒高麗菜汁

活化細胞、防治感冒、維護眼睛、增強免疫力

🍅 材料

紅甜椒150克、高麗菜100克、冷開水250c.c.、蜂蜜2小匙

做法

1. 紅甜椒去籽，洗淨，高麗菜洗淨，都切細。
2. 放入果汁機，加水攪打。
3. 加蜂蜜調味即可飲用。

蔬果IQ

- **甜椒**富含椒紅素，有強力抗氧化作用，亦能增強免疫力、增強抵抗力。
- **高麗菜**能提高人體免疫力，預防感冒，另含抗潰瘍因子，有效預防及改善腸胃潰瘍。

抗流感看這裡

- 甜椒高麗菜汁能活化人體細胞組織，提高免疫力，防治感冒。並促進新陳代謝，增強抵抗力，改善血液循環。

誰該喝照過來

- 適合一般大眾，尤其是長期用眼的電腦族及莘莘學子，經常飲用可護眼、提升免疫力。

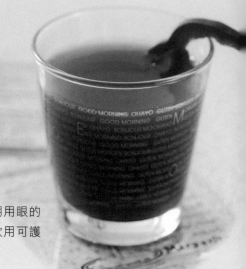

青花苗柳橙汁

提升抗病力、緩和慢性支氣管炎

🍅 材料

青花苗50克、柳橙2個、冷（冰）開水100c.c.、果糖1小匙

做法

1. 青花苗沖淨、瀝乾，柳橙榨汁。
2. 將青花苗、柳橙汁、冷（冰）開水和果糖倒入果汁機中攪打，即可飲用。
3. 亦可全用柳橙原汁，不加水和糖。

蔬果IQ

- **青花苗**就是綠色花椰菜芽，可治療咳嗽、肺結核。同時，是天然的抗癌芽菜，多吃可遠離癌症，預防膀胱癌、乳癌及胃潰瘍。
- **柳橙**含大量維生素C，具有防治感冒、抗老化等功效，還可降低膽固醇，維護心血管健康。

抗流感看這裡

- 青花苗柳橙汁能防治感冒，常喝可提升抗病力，提振精神且清暢頭目。也是極佳的抗癌防老飲品，對調節生理機制，維護心血管健康有一定的效果。

誰該喝照過來

- 一般民眾都適合，但飲用前後1小時內不宜喝牛奶，以免奶中蛋白質遇到果酸會凝固，妨礙消化吸收。

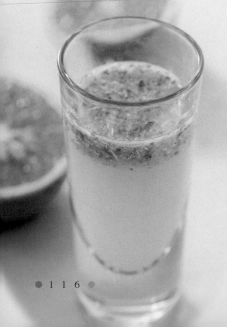
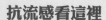

萵苣蔬果汁
生津止渴、維護呼吸系統、增強免疫力

材料
萵苣100克、蘋果100克、鳳梨100克、檸檬1/2個、冷（冰）開水200c.c.、蜂蜜2小匙

做法
1. 萵苣洗淨、蘋果削皮切小塊、鳳梨切塊。
2. 將萵苣、蘋果和鳳梨放入果汁機，加水攪打。
3. 以網篩去渣，檸檬取出汁液加入，加蜂蜜調味即可飲用。

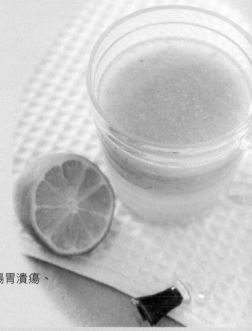

蔬果IQ
- **萵苣**能促進新陳代謝，保健肺組織細胞，更被列為抗癌蔬菜之一，能幫助塑身減重、調降血糖。
- **蘋果**富含果膠，能促進胃腸道中毒素的排放，並保護肺臟免受空氣污染，進而改善肺功能。
- **鳳梨**所含的鳳梨酵素，有抗炎止痛、降低血栓、阻隔發炎代謝物的作用。

抗流感看這裡
- 萵苣蔬果汁能維護肺呼吸系統，增加人體對疾病的抵抗力。常飲用還能增進活力，還可清除宿便，促使體內正常代謝。

誰該喝照過來
- 一般人都適合，但腸胃炎、腸胃潰瘍、胃寒胃痛者不適合。

奇異果苦瓜汁
抗病毒感染、提高人體免疫功能

材料
奇異果1顆、苦瓜100克、蘋果1/2顆、養樂多1瓶、冷（冰）開水200c.c.

做法
1. 奇異果去皮、蘋果去皮去籽，都切片。
2. 苦瓜去籽，洗淨，切片。
3. 將奇異果、苦瓜放入果汁機，加養樂多和水攪打均勻即可飲用。

蔬果IQ
- **奇異果**含高量維生素C，可強化免疫系統，又具強力抗氧化作用，順暢血流、降血壓。
- **苦瓜**具有調整免疫力、抗病毒感染的作用，並可改善體脂肪的分佈。

抗流感看這裡
- 奇異果苦瓜汁能消暑解熱，抑制過度興奮的體溫中樞，發揮退燒作用，經常飲用能提高人體免疫功能、促進體內環保。

誰該喝照過來
- 一般人都適合，但平素怕冷、手腳冰冷等虛寒體質者，不宜過度飲用。

材料

迷你胡蘿蔔100克、綜合堅果100克、冷開水250c.c.、蜂蜜2小匙

胡蘿蔔堅果汁

增強呼吸道抗病力、維護眼睛、減緩老化

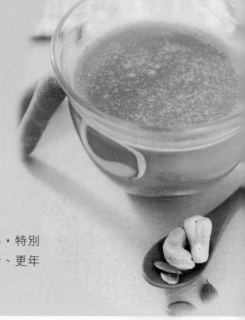

做法

1. 迷你胡蘿蔔不削皮，洗淨，和堅果一起放入果汁機。
2. 加水攪打。
3. 加蜂蜜調味即可飲用。

蔬果IQ

- **迷你胡蘿蔔**能增強人體免疫力、防止呼吸道感染，並促進機體正常生長。
- **堅果類**有很強的抗氧化作用，有效延緩細胞老化，強化體能與耐力的效果。

抗流感看這裡

- 胡蘿蔔堅果汁能抵抗呼吸系統的感染，抑制病毒的活動力，有效控制流感症狀而縮短病程。

誰該喝照過來

- 是適合一般大眾的健康飲料，特別是未老先衰、體力明顯退步、更年期婦女尤其適合。

葡萄枸杞汁

清心潤肺、消除疲勞、抑制病毒感染

材料

紫葡萄200克、枸杞子10克、冷（冰）開水250c.c.

做法

1. 紫葡萄洗淨，和枸杞子一起放入果汁機。
2. 加水攪打，以網篩去渣即可飲用。
3. 喝原味，或酌加蜂蜜調味皆宜。

蔬果IQ

- **葡萄**可促進體力、刺激免疫反應，有效抑制病毒對人體的感染力，並能平衡飲食失調。

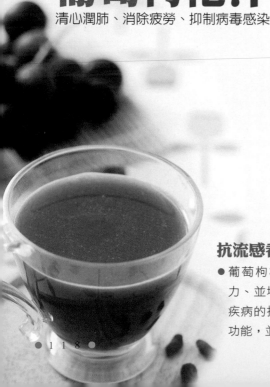

抗流感看這裡

- 葡萄枸杞汁能制止病毒在體內的感染力、並增強免疫系統功能，提升人體對疾病的抵抗力。常飲用不僅能強化免疫功能，並可防止貧血、消除疲勞。

誰該喝照過來

- 一般人都適合。婦女生理期飲用，可緩和不舒服感，但不宜加冰水或加冰塊飲用。

材料

藕粉2大匙、梨子50克、水300c.c.、蜂蜜2小匙

做法

1. 梨子削皮切塊，加水煮開。
2. 轉小火煮至剩250c.c.的量，加藕粉、蜂蜜拌勻即可飲用。

藕粉梨汁

降火解熱、潤肺止咳、保護咽喉

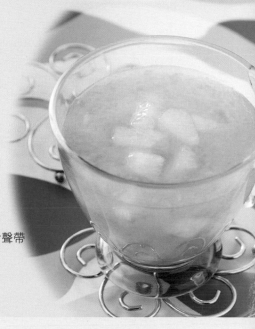

蔬果IQ

● **藕粉**能治療感冒咳嗽有痰、聲音沙啞，並改善失眠、慢性咽喉炎等症狀。

● **梨子**因性寒，體質虛寒、咳嗽而痰白者不宜生吃，可燉煮過再食用。

抗流感看這裡

● 藕粉梨汁能有效解熱降火、清心潤肺，防治感冒咳嗽、咽喉腫痛、聲音沙啞。常飲用不僅能強化肺呼吸功能，還可以防治感冒、止咳祛痰。

誰該喝照過來

● 一般人都適合。經常需用喉舌聲帶的族群尤其適合。

橙皮綠茶

提高免疫力、消除疲勞、紓解抑鬱、殺菌解熱

材料

橙皮5克、綠茶包1袋、沸開水300c.c.

做法

1. 柳橙刷洗乾淨，削卜橙皮，切細絲。
2. 綠茶包、橙皮絲放入杯中，加入沸開水沖泡。
3. 待茶泡開即可趁熱飲用。

蔬果IQ

● **橙皮**有抗炎、祛痰、鎮咳、利尿、止逆等效果，並可改善手腳冰冷。

● **綠茶**有抗自由基、防止老化、提高免疫力的作用，能調節血壓、血糖，維護心血管健康。

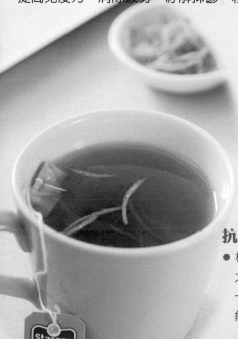

抗流感看這裡

● 橙皮綠茶有抗氧化、防輻射、強化免疫力的功能。對預防病毒和細菌感染，有一定的效果，常飲用能增強免疫系統功能，防治感冒。

誰該喝照過來

● 一般人都適合，特別是免疫力低、容易緊張、個性焦急者，可多飲用。

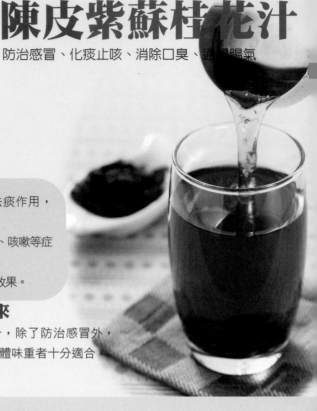

陳皮紫蘇桂花汁

防治感冒、化痰止咳、消除口臭、通暢腸氣

🍅 材料

陳皮10克、紫蘇10克、水200c.c.、桂花醬1小匙

🥤 做法

1. 陳皮加水煮開。
2. 加入紫蘇再滾沸一次。
3. 濾渣取出汁液，加桂花醬調味即可，也適合涼飲。

蔬果IQ 💡

- **陳皮**能燥濕化痰、鎮咳止嘔，又能刺激呼吸道，有祛痰作用，使痰液容易排出，並防止嘔吐。
- **紫蘇**能發散風寒，對感冒風寒而發熱、惡寒、頭痛、鼻塞、咳嗽等症有效。
- **桂花**具有止咳化痰、潤肺、平衡神經系統，安心寧神等功效果。

抗流感看這裡

- 陳皮紫蘇桂花汁能防治感冒，治感冒而痰積不出、咳嗽、胃口差、精神不振、鼻塞鼻涕、頭痛頭重等症狀。

誰該喝照過來

- 一般人都適合，除了防治感冒外，特別是口臭、體味重者十分適合。

桑菊連翹薄荷茶

祛風寒、鎮咳嗽、除風濕、止疼痛

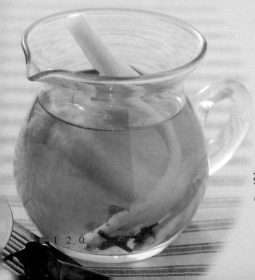

🍅 材料

桑葉、菊花、薄荷各6克、連翹10克、桔梗、甘草各3克、水1,200c.c.、蜂蜜3小匙

🥤 做法

1. 藥材以清水沖淨，先將桑葉、桔梗、甘草、連翹加水煮開。
2. 轉小火煮至剩600c.c.的量，熄火，再放入菊花、薄荷，燜2分鐘。
3. 濾渣取出汁液，待冷卻後加蜂蜜拌勻，可代茶飲。

蔬果IQ 💡

- **桑葉**能治發燒頭痛、目赤腫痛、咳嗽口渴。
- **桔梗**能散寒解熱緩和頭痛、眼赤、喉痛，並止咳祛痰。
- **連翹**能消炎抗菌、清熱解毒。
- **薄荷**能清燥發汗、散風熱，治頭痛、解痙攣。

抗流感看這裡

- 常飲用能防治感冒，使精神狀態良好，並增強呼吸道抗病能力。

誰該喝照過來

- 一般人都適合，特別是夏季外感風熱咳嗽及輕度發燒時喝，能較快速退燒。但體弱蒼白、容易腹瀉者不宜。

材料

乾荷葉20克、洛神花20克、水1,200c.c.、冰糖3克

荷葉洛神花茶

消暑退燒、提神解鬱、消脂瘦身

做法

1. 荷葉洗淨,和洛神花加水煮開。
2. 轉小火續煮至剩800c.c.的量,加冰糖調味,濾渣取出汁液,可代茶飲。亦可冰鎮當夏日冷飲。

蔬果IQ

- **荷葉**能舒緩中暑熱感冒、頭痛眩暈、脾虛腹瀉等症狀。
- **洛神花**有助於清熱解毒、消暑涼血、生津解渴、利尿、消除疲勞。

抗流感看這裡

- 荷葉洛神花茶能消暑降火、提神解勞,改善熱感冒發燒、全身倦怠、汗尿不出、無精打采、頭暈目眩等症狀。

誰該喝照過來

- 一般人都適合,但胃酸過多、腸胃虛寒者不宜飲用。另需注意過量飲用會令人更加煩渴。

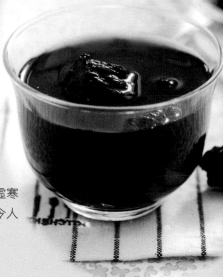

金銀花甘草汁

抗菌、消腫、強肝、利尿、解毒

材料

金銀花6克、甘草3克、水500c.c.

做法

1. 將材料加水煮沸。
2. 轉小火續煮2分鐘,濾渣取出汁液即可飲用。
3. 亦可酌加冰糖或蜂蜜調味。

蔬果IQ

- **金銀花**可治療喉嚨發炎,對因病毒侵襲的病毒性感冒,如頭脹痛、喉乾腫痛、高燒口渴等症狀有效。
- **甘草**有鎮咳祛痰、清熱解毒的功效。

抗流感看這裡

- 金銀花甘草汁有良好清熱解毒作用,當自覺喉嚨發癢、疼痛,或有輕微發燒時適合飲用。在流行性感冒盛行期,則可防疫流感病毒上身。

誰該喝照過來

- 一般人都適合,但腸胃虛弱、經常腹瀉或臉色蒼白者不適合。

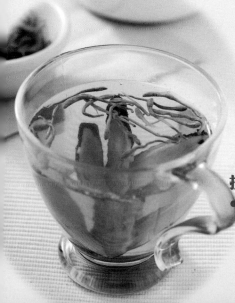

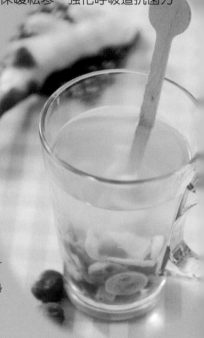

生薑金桔乾茶

止咳化痰、保暖祛寒、強化呼吸道抗菌力

材料

金桔乾20克、生薑20克、水500c.c.

做法

1. 生薑洗淨切片,和金桔乾加水煮沸。
2. 轉小火續煮至250c.c.的量,即可飲用。
3. 亦可磨薑泥,和金桔乾加沸水沖泡,燜5～10分鐘。

蔬果IQ

- **金桔**富含維生素A、C、P,能止咳化痰、預防哮喘及支氣管炎、保健免疫系統,以及養護眼睛。
- **生薑**有解毒殺菌效果,並促進血液循環,保暖祛寒,預防感冒著涼。

抗流感看這裡

- 生薑金桔汁常飲用可防治感冒,能止咳化痰,多飲用可保健呼吸系統,增進抗菌能力,提升免疫功能。

誰該喝照過來

- 容易傷風感冒,遇冷空氣及鼻塞打噴嚏或手腳冰冷者都適合。但燥熱性體質者可減少薑的用量。

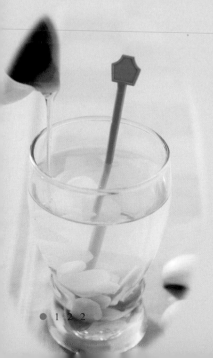

大蒜蜂蜜汁

抗菌抑菌、預防流感、增強體力

材料

大蒜20克、沸水250c.c.、蜂蜜2小匙

做法

1. 大蒜去膜,切片。
2. 加沸水沖泡。
3. 燜2～3分鐘,加蜂蜜調味即可飲用。

蔬果IQ

- **大蒜**可促進新陳代謝,提高免疫力,有降低膽固醇、血壓、血糖和血脂的作用。
- **蜂蜜**可補中益氣、潤肺止咳、潤燥除煩、解毒止痛等功效,許多蔬果汁、茶汁,加蜂蜜不只是調味,且能發揮更高的功效。

抗流感看這裡

- 大蒜蜂蜜汁能增強體能、預防流感,並促進新陳代謝、改善氣血循環。經常飲用不但免疫力增強,還保護肝臟、預防癌症。

誰該喝照過來

- 適合一般大眾,但有腸胃道疾病者,不宜大量飲用。

菊花杏仁汁
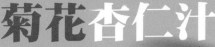
袪風寒、鎮咳嗽、除風濕、止疼痛

材料
杏仁粉2大匙、菊花6克、水250c.c.、蜂蜜2小匙

做法
1. 菊花加水煮開，濾渣取出汁液。
2. 取菊花汁沖泡杏仁粉，加蜂蜜拌勻即可飲用。

蔬果IQ
- **菊花**能止咳化痰，緩和喉嚨疼痛，並調節血壓。
- **杏仁**能止咳平喘、潤腸通便、抗老防癌。

抗流感看這裡
- 菊花杏仁汁能清熱解毒、袪痰止氣喘、消腫止咽痛。常飲用還能加強記憶、減輕憂鬱、改善失眠、潤腸除宿便。

誰該喝照過來
- 一般人都適合，呼吸系統較虛弱者更適合，但腹瀉者不宜過度。

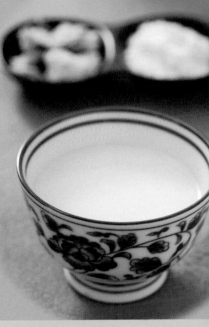

杞菊黑豆汁
補肝腎、明眼目、增強免疫力

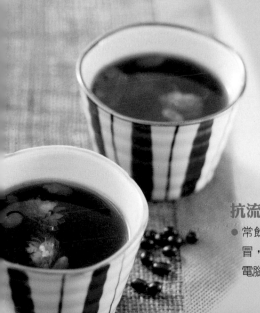

材料
枸杞子6克、菊花3克、黑豆10克、水500c.c.

做法
1. 將黑豆加水煮開，轉小火續煮至剩250c.c.的量。
2. 加枸杞子、菊花燜3～5分鐘，即可喝飲。

蔬果IQ
- **枸杞子**可增強免疫功能、抗衰老，改善容易疲勞、食慾不振和視力模糊。
- **菊花**能清熱解毒，有效緩解風熱、頭痛目赤、咽喉疼痛。
- **黑豆**活血利水，能消脹利尿、清除體內的自由基，保持良好體能狀態。

抗流感看這裡
- 常飲用不但能提升免疫功能、防治感冒，並可以養肝明目、強腎固腰，更是電腦族群的護眼好茶。

誰該喝照過來
- 一般人都適合。經常接觸電腦、熬夜或腰痠背痛者適合多飲用。

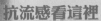

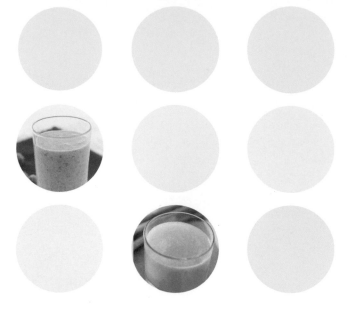
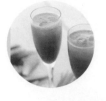

國家圖書館出版品預行編目資料

抗流感・免疫力蔬果汁： 一天一
杯，輕鬆改善體質、抵抗疾病！
／郭月英 著.—初版—台北市：
朱雀文化，2009〔民98〕
面； 公分，--（Cook50；097）
ISBN 978-986-6780-51-6（平裝）
1.食材治療2.果菜汁
 418.914

出版登記北市業字第1403號
全書圖文未經同意・不得轉載和翻印

抗流感・免疫力蔬果汁

一天一杯，輕鬆改善體質、抵抗疾病

COOK50 097

作　者■郭月英　文字撰寫■陳麗玲　封面攝影■張緯宇　食譜攝影■徐博宇、蕭維剛

封面・版型設計■博旭視覺設計、許淑君　企劃主編■陳玉春、彭文怡　發行人■莫少閒

出版者■朱雀文化事業有限公司

地　　址■台北市基隆路二段13-1號3樓　　　　　電　　話■(02)2345-3868

傳　　真■(02)2345-3828　　　　　劃撥帳號■19234566 朱雀文化事業有限公司

e-mail■redbook@ms26.hinet.net　　　網　　址■http://redbook.com.tw

總經銷■成陽出版股份有限公司

ISBN13碼■ 978-986-6780-51-6　　初版一刷■2009.7　初版四刷■2009.10

定　　價■280元　出版登記■北市業字第1403號

About買書：

●朱雀文化圖書在北中南各書店及誠品、金石堂、何嘉仁等連鎖書店均有販售，如欲購買本公司圖
書，建議你直接詢問書店店員。如果書店已售完，請撥本公司經銷商北中南區服務專線洽詢。北區
(03) 271-7085、中區 (04) 2291-4115和南區 (07) 349-7445。

●●至朱雀文化網站購書（http:// redbook.com.tw）。

●●●至郵局劃撥（戶名：朱雀文化事業有限公司，帳號：19234566），
掛號寄書不加郵資，4本以下無折扣，5～9本95折，10本以上9折優惠。

●●●●週一至週五上班時間，親自至朱雀文化買書可享9折優惠。